"海外看中国"丛书

突发应对：
人类卫生健康共同体下的
中国方案

杨明伟 / 主编

对外合作交流局智库团队 策划

辽宁人民出版社

© 杨明伟　2022

图书在版编目（CIP）数据

突发应对：人类卫生健康共同体下的中国方案 / 杨明伟
主编. —沈阳：辽宁人民出版社，2022.1
（"海外看中国"丛书/杨明伟主编）
ISBN 978-7-205-10385-9

Ⅰ. ①突… Ⅱ. ①杨… Ⅲ. ①公共卫生—紧急事件—
卫生管理—方案—中国 Ⅳ. ①R199.2

中国版本图书馆 CIP 数据核字（2021）第273157号

出版发行：辽宁人民出版社
　　　　　　地址：沈阳市和平区十一纬路 25 号　邮编：110003
印　　刷：辽宁新华印务有限公司
幅面尺寸：170mm×240mm
印　　张：11.75
字　　数：160千字
出版时间：2022 年 1 月第 1 版
印刷时间：2022 年 1 月第 1 次印刷
责任编辑：董　喃　王　增
装帧设计：留白文化
责任校对：吴艳杰
书　　号：ISBN 978-7-205-10385-9
定　　价：65.00元

"海外看中国" 丛书编委会

| 前 言 |

2020 年是极不平凡的一年。这一年，突如其来的新冠肺炎疫情席卷了各个国家和地区。面对新冠疫情这一突发公共卫生事件，以习近平同志为核心的党中央坚持把人民生命安全和身体健康放在第一位，领导全国人民打响了疫情防控的人民战争。经过艰苦卓绝的努力，中国在较短时间内控制住了疫情蔓延，保证了疫情防控和经济社会发展的统筹推进，成为 2020 年实现经济正增长的少数主要经济体之一。在国内疫情防控持续向好，生产生活秩序恢复逐步加快的同时，中国政府积极与国际社会分享疫情防控信息和经验，大力向其他国家援助疫苗等医疗物资。中国领导人多次在国际场合表明，中国愿与世界各国一道携手抗击疫情，推进国际经济复苏。

中国在国内疫情防控中体现的国家治理体系和治理能力优势，以及积极参与疫情防控国际合作、支援其他国家的负责任大国形象引发了世界各国的关注，成为国际舆论的热点。一些海外舆论相对真实地反映中国防控疫情、推动国际合作与国际援助的举措，客观分析评价中国抗疫经验；也有部分海外舆论或是出于意识形态偏见，或是为本国疫情防控不力开脱，恶意歪曲事实、颠倒黑白、混淆视听，企图栽赃污蔑，"甩锅"中国。一时间，海外对中国抗击疫情的分析评论呈现激烈的交锋态势。

在复杂的舆论环境下，如何全面准确分析、甄别海外对中国抗击疫情、推动国际抗疫合作的相关评论；如何向世界讲好中国的治理体系和治理能力优势以及由此而生的抗疫经验；如何在全球舆论变局中开辟新局面，向世界讲好中国抗疫故事，进一步推动人类命运共同体理念对外传播，是当下国内外中国学界面临的重要课题。中央党史和文献研究院对外合作交流局顺应大局、把握时势，于 2020 年 11 月与山东师范大学联合召开"重大突发公共卫生视角下的人类命运共同体暨第四届海外当代中国研究圆桌会议"，就上述议题邀请国内海外当代中国研究专家学者进行深入研讨。本书以参会专家的论文和发言为基础，几经增益得以面世。编委会希望本书可以起到抛砖引玉之效，促进国内学界对如何向世界讲好中国抗疫故事、宣介好人类命运共同体理念的思考和研究，提升我国国际传播能力，为推动构建人类命运共同体作出更大贡献。

"海外看中国"丛书编委会

2021 年 6 月

▶ | 目 录

下编　新冠肺炎疫情下的"中国之治"

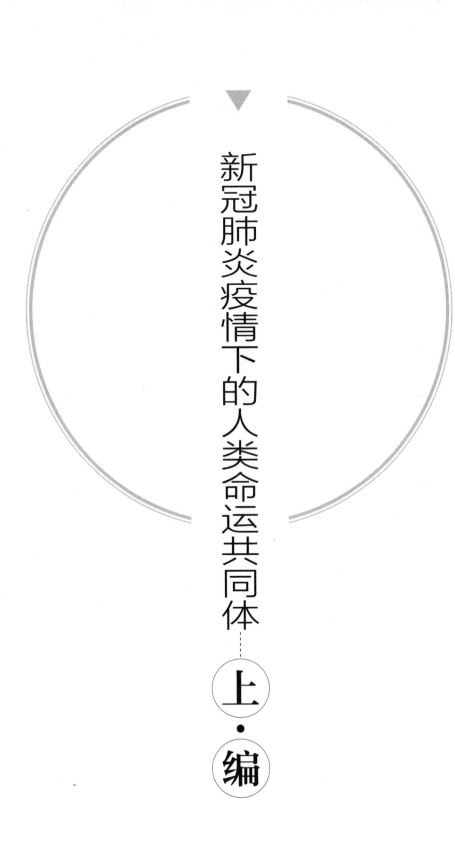

新冠肺炎疫情下的人类命运共同体

上·编

国际主流媒体对新冠肺炎疫情的初期报道

▼

　　2020年1月，中国新冠肺炎疫情状况成为国际主流媒体关注的焦点。国际媒体纷纷对中国疫情进展、国内防控措施、疫情影响等进行报道。从国别来看，俄罗斯塔斯社、俄新社等权威媒体最先及时跟进报道，并持续关注疫情相关动态。美国媒体从1月下旬开始关注中国抗疫措施、武汉"封城"、世界卫生组织对中国抗疫评价、美国撤回外交官和侨民，以及美国政府应对新冠肺炎疫情的社会压力、措施和影响等。英国、加拿大、澳大利亚等国媒体在报道中国疫情时，关注点主要在疫情对本国在华居民影响以及本国政府可能采取的撤侨政策措施上。法国媒体对新冠肺炎疫情状况表示担忧，认为在官方宣称的"疫情防控向好"与实际不断强化的管控措施之间，可能存在"巨大的矛盾"。德国《时代周报》《明镜》《日报》等媒体报道了新冠肺炎疫情的扩散传播情况、病毒可能来源、中国防疫措施以及疫情对经济社会的冲击等。日本媒体报道侧重于疫情对日本经济以及全球经济的影响上。朝鲜和韩国媒体主要围绕防疫措施、新建医院、疫苗研发等方面展开报道，两国政府在抗击疫情方面对中国的支持态度也为两国媒体报道的奠定普遍基调。阿拉伯国家媒体对有关新冠肺炎疫情的主要问题，包括国际社会反应、中国政府反应、疫情的发展和影响等，也给予了及时、详尽的报道。

一、高度评价中国政府应对新冠肺炎疫情措施

　　新冠肺炎疫情暴发后，中国政府迅速果断采取限制人员流动、新建医疗设施、集中调配人员资源、积极分享信息等措施，有力遏制疫情扩

散，获得国际媒体的普遍关注和高度评价。英美等媒体认为中国早期反应延迟，后期快速高效有力。部分媒体对疫情早期政府的应对颇有微词，对中国官方通报的早期新冠肺炎疫情规模有质疑，但针对"武汉封城"的做法普遍认为反应速度和重视程度比"非典"时期有明显进步。根据俄罗斯的媒体报道，俄罗斯总统普京多次称赞中国政府采取的大规模、强有力措施。法媒称武汉实施封城隔离是态度坚定的严厉措施。针对中国更改新冠肺炎诊断标准的报道，认为中国当局采取了务实的措施。朝韩媒体称赞武汉封城为"超强措施"，对其效果进行了高度评价，积极客观报道了中国政府积极进行药物和疫苗开发和研究的相关情况。

国际媒体普遍认为，短时间内建立临时医院、动员军队抗疫体现出中国速度、中国特点。英美媒体对此表示中国政府拥有令人惊讶的反应速度。法媒评价武汉建立两所医院、动员军队抗疫是"令人震撼的强有力反应"。阿拉伯国家媒体称赞了中国本土科技公司利用新技术手段助力火神山医院建设的行动，以及中国政府利用大数据和人工智能跟踪和检测病例的举措，对于中国政府与技术公司的合作给予了积极肯定。

针对中国及时向国际社会分享信息的做法，大部分国际媒体予以认可。英美媒体高度评价了中国政府在疫情初期快速识别病毒并第一时间向世界分享信息的举措，认为疫情暴发前共享新冠病毒信息的做法比"非典"期间更透明，称赞中国科学家研究和共享信息的进步是举世瞩目的，中国政府的快速反应为全球下一步的防疫对策奠定基础。俄罗斯媒体对中国向国际社会及时公开新冠肺炎病毒基因序列的及时性和透明性非常赞赏。法国主流媒体对于中国政府的应对措施也给予了较为积极的评价，普遍认为中国政府比 2003 年的"非典"危机更有准备，与国际机构合作的举措说明中国政府此次的应对更透明、科学。

二、关注各国民众和政府对此次疫情的反应

疫情发生后，各国民众的反应成为国际舆论的关注重点。英美加澳四国民众总体上对中国的疫情表示担忧，对中国政府控制疫情的能力表

示信任。俄罗斯媒体和民众普遍表现出对中国抗疫的善意支持，许多俄罗斯民众都在社交网络上发布了支持中国抗击疫情的文字或视频，众多高校学子录制视频为中国加油。韩国部分高校的学生和专家也积极声援中国抗击新冠肺炎疫情。

为了防止疫情在本国传播，各国政府均采取了一系列对外政策，成为国际媒体报道的重要内容。英美诸国政府采取限制入境、停飞航班、撤回侨民等措施。针对在中国蔓延的疫情，俄罗斯联邦政府则迅速采取行动，包括发布防疫指南、关闭中俄边界、撤侨等。2020年2月14日，俄罗斯和中国之间的包机航班正式关闭，2月19日，俄方暂停受理、审批和颁发部分签证，并限制持工作、私人访问、学习和旅游签证的中国公民入境。日本除对中国进行物资援助外，对此次新冠肺炎疫情的应对措施也随着疫情的日益严峻而逐渐升级，如限制入境的地区从2月1日起的湖北扩展到2月13日的浙江，这与其他国家全面禁止中国人入境的应对措施相比较为缓和。作为与中国有长期友谊历史的西方大国，法国政府在初期也通过援助医疗防护器材、协助展开病毒研究等手段切实帮助中国。但是法国政府也相应采取了一些措施，包括停飞航班、撤离侨民，不过媒体报道显得"更带有人道主义色彩"。随着新冠肺炎疫情的不断扩散，韩国外交部也对湖北省发布旅游预警，同时采取撤回武汉侨民和限制访鄂外国人入境的措施。朝鲜于1月22日起决定无限期禁止中国游客入境，直到研发出疫苗为止。

国际媒体还聚焦新冠肺炎疫情对本国经济运行、旅游业、体育交流和学术交流的影响，也评价了本国政府的疫情反应。英美诸国加强了对于相关病情的医学研究。日本忙于应对"钻石公主"号游轮上发生的集体感染事件，为了防控疫情，日本政府也在经济方面、制度方面和东京奥林匹克运动会准备等方面制定了相应政策。韩国则在政策和资金上积极重视疫情防控。韩国疾病管理总部在2020年1月3日就启动了中国武汉不明原因肺炎应对小组，韩国出现首例确诊病例后，上调了传染病危机警告级别。在对内防疫工作方面，韩国政府制订财政方案，为防疫工作提供经费支持；积极推进和普及社会公众检疫、防护工作；航空公司暂停部分赴华航线；多所大学决定延期开学；紧急进行新冠肺炎药物的开发研究；打击扰乱舆论秩序和市场秩序的违法行为。朝鲜加强预防新型冠状病毒宣传工作，在全国范围内积极开展防控工作。

新冠肺炎疫情也在一定程度上引发了对华人甚至亚裔的种族歧视。在英美等国，部分媒体如 CNN 等对此表示批评。韩国社会也出现了由于恐惧新冠肺炎而嫌恶、敌视中国人的情绪。最突出的表现是有部分韩国人呼吁政府全面禁止中国人入境，韩国家庭保姆、大型超市职工等会与客户直接接触的工作尤其会避免雇用中国人。不过，针对这种现象，韩官方和专家学者也积极倡议消除社会公众的恐慌心理和对华人的敌对情绪。法国的社交媒体上出现华人发起的"我不是病毒"行动，呼吁大家认识疫情，进行正确的防御疫情行动，同时停止互相攻击，巴黎市长和当地议员通过在中餐馆吃饭表示出对华人群体的支持。在法国官方对中国表达支持的背景之下，法国民众包括医学界的专家对于新冠肺炎疫情的反应相较许多西方国家也更为冷静、客观。

三、国际媒体报道存在一定主观偏见

总体来看，报道中客观内容占多数，国际媒体对中国政府应对疫情的措施，尤其是中国的责任和担当意识以及高效的防治措施给予了充分的肯定。然而，由于文化差异和信息了解渠道的有限，以及意识形态差异和固有偏见等因素的存在，外国媒体的相关报道中也有一些不实和偏颇之处，个别报道甚至对中国恶语中伤、刻意诽谤。

（一）出于对中国国情的不了解，对于武汉"封城"等防疫做法的有效性、合理性表示怀疑

部分西方媒体对武汉"封城"的有效性存在怀疑，包括认为疑似患者仍能通过各种方式脱离隔离区，从而导致隔离失效；隔离加剧了对政府的不信任，疑似出现症状的人会更不愿意报告疾病，并且逃离

隔离区；"封城"会造成武汉地区的恐慌，使医疗机构不堪重负；武汉返乡人员个人信息被泄露等影响了民众对政府的信任；封城可能会造成对患者的歧视和对被隔离地区的歧视等。还有一些外国专家质疑中国早期疫情数据的可靠性。面对完全未知的新冠病毒，中国医学工作者在夜以继日地不断地研究它，不断更新对病毒的认识、更新相关数据、更改应对方案，这是不断进步的表现。但一些国外专家不了解具体的病毒情况，反而无端地加以猜疑。上述疑问和偏见主要是因为国外媒体和学者不了解中国国情，简单地用自己国家的标准和惯用做法来衡量中国的抗疫举措。

（二）基于意识形态的差异，借机攻击中国的社会制度

个别英美媒体认为，中国疫情应对延迟的主要原因"是因为中国政治制度运作存在问题"。一些报道把此次疫情与"非典"类比，称此次的数据隐瞒和应急措施与"非典"相似。有澳媒称，中国拥有更高效的公共卫生服务系统却更频繁地感染流行病的原因是公众缺少自我防护的能力。个别德媒将中国地方政府在应对新冠肺炎疫情中表现出的问题作为批判中国深层结构性问题的前哨阵地。

西方媒体基于意识形态差异报道中国疫情的最突出的表现就是，很少关注在这场抗疫战争中不幸遇难的医护人员，以及大批医护人员的无私奉献精神，却大肆渲染个别"新冠病毒的殉难者"，将矛头直接指向中国政府。更为荒谬的是，少数西方媒体将"中国速度、中国效率"解释为"恰好说明中国的政治特点：公民的行动自由和医院的规划许可受中国政府的严格限制"。

（三）对中国特殊时期采取的一些应对疫情措施无端指责

以"人权"为幌子攻击、打压中国，是西方国家惯用的伎俩。在此次西方媒体对中国抗击新冠肺炎疫情的报道中，这一点仍然有所体现。中国政府为了控制疫情蔓延采取的"封城"、严格检查检验方式方法、封闭社区、鼓励戴口罩、火化去世疑似病例等措施，成为西方某些人眼

中"不讲人权"的证据。一些西方媒体居然妄称，中国的人脸识别和社交网络跟踪技术是监控民众的手段。此外，西方媒体对于中国政府采取的在疫情期间积极引导舆情的一些做法也加以攻击。

四、对外媒报道造成"中国形象"偏差的分析

外媒关于中国抗击新冠肺炎疫情报道中出现的主观性、片面性、倾向性的内容，从某种程度上迎合了某些人欲妖魔化中国形象的不良企图，制造出了与中国实际有较大偏差的国家形象。这与其了解的信息有限、对于中国国情不熟悉及其固有的意识形态偏见等都有关，具体体现在以下几个方面。

（一）话题选择偏好造成报道偏差

对比中外媒体报道可以发现，国内媒体侧重报道官方救援、社会援助和受害地区的恢复，彰显中国人民众志成城共克时艰的强大力量，同时适当缓解民众对疫情的担忧，提升民众战胜疫情的信心。相对的，西方媒体则侧重报道疫情本身产生的各种影响，更倾向于从个体体验的角度报道疫情严重地区人们的生活轨迹和心理感受。对西方媒体的受众而言，中国的疫情并不直接关乎自己的利益，报道缺少吸引力，因此一些西方媒体的报道刻意突出"疫情现场"。在同一家媒体的报道中，渲染武汉暂时的医疗匮乏和物资紧张的内容层出不穷，直接冲击受众的感官；而叙述"一方有难，八方支援"救援场面时仅选择性地引用中国政府官员或世卫组织的官方话语，草草带过。整体上看，一些西方媒体的报道，给读者留下了疫情蔓延地区社会动荡、全员恐慌的负面印象。

（二）事实选择偏差造成报道偏差

疫情期间，整个舆论场中混杂着各种声音，不同立场的媒体通过选择事实来呈现不同形象。部分西方媒体的报道只呈现乃至堆砌负面细节，在事实上掩盖了中国抗疫的总体进展和成效。它们选择的个别事例可能

确实存在，但绝非普遍现象。在诱导性的内容组合下，疫情扩散原因被指向中国政府的不作为。这样的报道以表面的"中立"蒙蔽受众，用以偏概全误导受众，"典型"案例并不典型，"真实案例"并不是真正的新闻真实。此类论调选择性地忽视政府举措、炒作细节，用个体事件和扭曲评论塑造负面形象。

（三）意识形态差异造成报道偏差

此类歪曲最常见的手段是使用污名化的"话语包"。例如，将"人民战争"片面理解为自上而下的政治动员，忽视基层工作人员和民众的主人翁意识；将"政治分工"简单解释为领导人互相推诿责任，甚至采用"东亚病夫"等歧视性词汇。较为隐蔽的方式是在叙述中隐含二元对立结构：将自己打扮成"真相"的传播者，刻意引导读者产生对中国政府负面的情绪。

五、讲好、讲深、讲透中国故事

从国际媒体对中国疫情的早期报道可以看出，需要在国内外讲好、讲深、讲透中国抗击新冠肺炎疫情的故事。习近平总书记指出，"我国综合国力和国际地位不断提升，国际社会对我国的关注前所未有，但中国在世界上的形象很大程度上仍是'他塑'而非'自塑'，我们在国际上有时还处于有理说不出、说了传不开的境地，存在着信息流进流出的'逆差'、中国真实形象和西方主观印象的'反差'、软实力和硬实力的'落差'。"[①] 在此次新冠肺炎疫情中，国外媒体整体上较为客观地呈现积极抗疫的中国形象。然而，由于传播渠道差异、文化差异、意识形态偏见等原因，被扭曲的解释、被屏蔽的真相、被颠倒的事实也被夹杂在部分报道中。这是由西方媒体的文化背景、政治立场、信息渠道等

① 习近平：《在党的新闻舆论工作座谈会上的讲话》，中国共产党新闻网，http://cpc.people.com.cn/xuexi/n1/2019/0110/c385474-30514168.html，2019 年 1 月 10 日。

因素决定的。

部分外媒报道以自身价值观评判中国，忽视中国客观国情，将转型时期的社会问题上升到中国体制和制度问题等完全脱离事实的层面，却因成熟的报道手法使得报道呈现出具有迷惑性的"中立性"和所谓的"说服力"，我们必须谨慎对待，不可麻痹大意，更不能被其左右。对待外媒这种偏差性报道的最有效办法除了我们要把工作做好、以实实在在的成绩来否定那些偏见之外，还需要我们讲好、讲深、讲透中国故事，让更多的外国人了解中国、亲近中国。

这次中国抗击新冠肺炎疫情过程中有很多可歌可泣、感人至深的事迹值得我们向世人展示。这场"战疫"中中国人民四海一家、团结一致、高度自律、勇于献身、互助互爱，中国政府对于中国人民、对于世界人民高度负责，白衣天使们不怕牺牲、甘于奉献、一心治病，基建工人们夜以继日高效率、高强度地抢建雷神山、火神山医院……这些故事莫不是中华民族自强不息、勤劳智慧、团结协作精神的生动体现。我们在国内讲好、讲深、讲透这些故事的同时，更需要以更高水平的对外传播在国外将这些故事讲好、讲深、讲透，在国际上充分展现中国真正负责任的大国形象，让国际社会充分了解中国人民在中国共产党领导下万众一心实现中国梦的伟大抱负。

（程美东，北京大学马克思主义学院教授）

国际舆论场中"全球合作抗疫"
图景下的合作与冲突

▼

一、人类命运共同体视域下的全球合作抗疫

20世纪后期以来，人类社会全面进入了全球化的阶段。全球化的早期，更多的是一种资本主义世界化，工业社会的发展逻辑及所带来的问题并未发生变化，在这种背景下所形成的世界体系，存在着"中心—边缘"的不平衡结构。这一结构中，率先发展起来的国家长期掌握着决定世界关系格局的话语权，并成为少数的中心国家，享有发展的大多资源，而更多的国家则处于边缘位置，自身的发展受到不同程度的限制。这种秩序与关系格局难以应对其引发的霸权、两极化、冲突与动乱等问题，而这些问题却逐渐成为威胁人类社会发展的重大不稳定因素。因此国际上关于扭转这种不平等格局、建立新全球治理体系与格局的反思越来越多。

人类命运共同体理念是中国为世界各国应对各种全球性问题提供的中国智慧和中国方案。人类命运共同体是对"中心—边缘"世界体系的扬弃，这一理念深刻认识到"世界长期发展不可能建立在一批国家越来越富裕而另一批国家却长期贫穷落后的基础之上。只有各国共同发展了，世界才能更好发展"。[1] 因此世界各国需要用合作共赢的思维取代零和博弈思维，共同发展，携手化难。自2012年党的十八大明确提出"人类命运共同体"意识以来，中国始终以实际行动推动构建人

---

[1]《国家主席习近平在莫斯科国际关系学院的演讲（全文）》，中华人民共和国中央人民政府网站，http://www.gov.cn/ldhd/2013-03/24/content_2360829.htm，2013年3月24日。

类命运共同体。

新冠疫情以来，中国不断倡议构建人类卫生健康共同体和全球合作抗疫是对人类命运共同体理念的最新注解与生动实践。2020年1月3日，中国便向世卫组织通报武汉出现不明原因肺炎；1月12日世卫组织正式将病毒命名为"2019新型冠状病毒"后，基于对病毒危险性的考虑，世卫组织便开始积极同各国政府合作，并不断通报疫情状况；1月31日，新冠疫情被其列为国际关注的突发公共卫生事件，并发出了最高级别警报；2月11日，联合国、世界卫生组织等国际组织及其负责人持续声援中国抗击新冠肺炎疫情，呼吁国际社会团结起来，共同应对；2月28日，世卫组织将新冠肺炎疫情风险级别上调为"非常高"；尽管如此，病毒仍以极快的传播速度、极高的防控难度席卷全球，在受影响国家和确诊、死亡病例数量不断上升的情况下，3月11日世卫组织又一次发出了警告，认为许多国家并没有迅速积极行动错失防控最佳机会，同时使用并非在国际卫生警报系统中的"大流行病"一词形容疫情，呼吁全球合作战疫；5月1日世卫组织宣布新冠疫情仍然构成"国际关注的突发公共卫生事件"；至今，世界疫情的形势仍然不稳定，全球合作抗疫之路依旧困难重重。但中国始终本着公开、透明、负责任的态度，积极同世卫组织展开合作，保持抗疫国际合作推动"全球合作抗疫"，并持续投入人力、物力以助世界人民早日彻底战胜疫情。

二、国际新闻报道中的冲突框架

"框架是一个有限定的、阐释性的语境，指的就是如何理解彼此符号，传授双方互相约定的诠释规则"。[①] 在新闻传播中，框架能使新闻从业者快速地对现实信息进行处理并生产新闻，受众则借助认知框架来理解新闻呈现的世界，而国际新闻的一般公众在对他国认知有限的情况

①G.Bateson, A Theory of Play and Fantasy, in Step to an Ecology of Mind[M],London:Jason Aronson Inc, 1972, pp. 138 – 148.

下，会更加依赖于新闻中的框架，各国媒体面对重大事件如何选择或忽视某些信息、采取何种立场和态度都会影响人们对重大事件的认知框架。

国际新闻报道与国际关系格局有着密切的联系，"中心—边缘"的不平等结构同样体现在国际新闻传播资源的分配之中，并深深地影响了国际新闻报道所采取的叙事框架。许多学者试图归纳总结新闻中所使用的不同框架，而冲突框架、竞争框架等是国际新闻报道中最常见的框架，这些框架的共同特征常常是进行角色二元对立与利益的划分。

在我国，国际新闻报道同样肩负着为人们再现世界的重要功能，我国的国际新闻报道范式自新中国成立以来也在不断发生变化。人类命运共同体理念的提出也要求人们对世界的紧密联系有更深刻的认识，国际新闻报道的范式也应向这一全球价值观靠拢。

新冠疫情是一次全球性的重大突发公共卫生事件，波及范围广，影响程度深，与之相关的议题自然成为各国国际新闻报道的重要议题，受到广泛关注。其中"全球合作抗疫"的倡议一经提出便得到我国媒体的热切关注，国内国际新闻报道呈现出的"全球合作抗疫"图景也是国际新闻报道中"人类命运共同体"图景的一部分。

因此本研究试图回答以下问题：我国国际新闻报道中的"全球合作抗疫"图景是什么样的？存在怎样的角色与关系？"全球合作抗疫"中的角色与关系又体现了什么样的国际新闻报道逻辑和框架？

三、研究方法

过往的新闻报道研究多以传统的内容分析和文本分析为取径，即基于理论与概念对文本的属性和内容进行统计与阐释，多数研究往往更易凸显研究者的主观意志而削弱了文本的客观实在。当下，在研究技术和媒体环境的双重革新过程中，研究取径开始转向以数据处理技术为主导的方法实践，帮助研究者更准确地把握新闻报道本身的属性与特征。

因此，本研究尝试采用内容分析与社会网络分析相结合的方法，一方面对新闻报道的主体、主题、发布特征等剥茧抽丝；另一方面，以分词算法为主、人工筛选为辅，尽可能分解和提取报道的有效信息，并基于关键词进行社会网络分析，以呈现全球合作抗疫图景。

本研究以"全球合作抗疫"作为关键词，在全网范围内收集 2020 年 1 月 1 日至 5 月 29 日期间的报道，共收集到 3801 条数据，去掉重复相似、广告、软文等无效内容后，最终收集到 628 篇有效报道。

（一）内容分析

内容分析的第一步是对收集到的有效报道特征进行编码，以描述数据整体概况。其次，使用 Ngram 词频词性分析工具，并辅以人工筛选的方式，对每一条报道内容的词频进行统计。最后，提取报道中所提及的国家名、人名、组织名等关键信息。

表 1　主体特征编码

类目	变量标签	界定
发布时间	年 / 月 / 日	原始数据自动生成发布时间变量
转发量	转发量	将相同内容进行合并可得
媒体类型	官方媒体	中国网、环球网、人民日报网等央级媒体以及京报网、东方网、广州日报等省级媒体
	其他媒体	包括门户网站、内容创作平台和移动客户端上的信息来源
报道类型	消息	电、讯、记者、本报、本台；篇幅短，一般 500 字左右，不超过 1000 字
	评论	包含作者、评论员等信息，篇幅较长
	深度报道	通过背景材料解释事实，或事实与事实组合、对比、分析

（二）社会网络分析

基于以上已提取的所有关键信息建立词频共现矩阵，并借助相关工具进行社会网络分析。本文主要借用的社会网络分析工具为 Ucinet，进行可视化的工具为 Netdrow。主要分析内容为：

节点的中心度：节点的中心度特征可体现节点的数量、位置以及质量。度中心度是用来衡量节点连接数量的指标，与某一节点连接的节点数量越多，其影响力就越大。中间中心度是刻画节点交往能力的测量指标，节点之间要传递信息往往要通过某一个节点来实现。

节点之间的平均距离：网络的平均距离能够反映关键词之间的联系程度的指标，是社会网络中节点与节点之间交流所要经过连线数的平均值。

网络节点之间的网络密度：网络密度是描述网络节点间联系紧密程度的指标，反映一个网络的凝聚力水平。网络中的点连线越多，它的网络密度就越大。

四、"全球合作抗疫"报道的总体特征

（一）时间特征

数据显示，2020 年 1 月 1 日至 2 月 14 日间未出现关于全球合作抗疫的新闻报道。联合国、世卫组织等跨国组织于 2 月 11 日左右开始呼吁各国团结合作起来，我国媒体对此的响应迅速，2 月 15 日出现第一篇提及"全球合作抗疫"关键词的报道。随后有关全球合作抗疫的新闻报道发布量呈无规则波浪形态，新闻报道出现多个阶段性峰值，最高峰出现在 3 月 30 日，未出现阶段性特征。

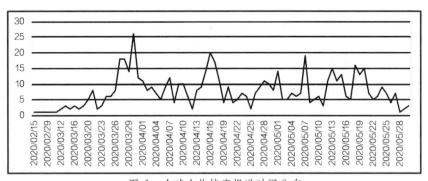

图 1　全球合作抗疫报道时间分布

（二）关注重点

通过提炼和统计新闻报道关键词频次，可以归纳出"全球合作抗疫"

报道的三个关注重点。第一，陈述疫情，即报道新冠疫情当下的世态以及各国的抗疫状况；第二，强调合作抗疫，即重点关注合作的实践和效果；第三，各方态度，即不同主体在全球抗疫合作中的行动、立场与态度。这三个关注重点并不总是单独出现，相反，它们经常同时出现在同一新闻报道中。

表2　全球合作抗疫新闻报道关键词频次

新冠	868	中国政府	84
抗疫	866	国际合作	83
肺炎	515	特别峰会	60
肺炎疫情	350	累计确诊	59
疫情防控	179	中欧班列	58
病毒	160	提供	55
抗击疫情	142	全球公共卫生	55
全球合作	131	20国集团	53
确诊病例	117	命运共同体理念	52
人类命运共同体	111	大流行	50
医疗物资	95		

五、"全球合作抗疫"报道中的主体角色与关系

（一）国家网络——两极对立、多点共存、关系密切

全球合作抗疫的主体是主权国家及其政府。"全球合作抗疫"报道提及国家数量为101个，提及国家次数共3269次，国家提及频次呈现两强多点的特征。两强为中国和美国，中国提及1555次、美国提及728次；多点为英国、俄罗斯、意大利，依次分别为84次、72次、53次。

"全球合作抗疫"报道中被提及的所有国家形成了一个关系密切的网络。通过计算国家节点之间的平均距离，我们可以观察到国际新闻报道构建的国际关系网络的密度特征。数据显示，每两个国家节点之间的平均距离为2.103，距离较小，说明国家节点的网络密度较高。也就是说，

在全球合作抗疫的语境下，国与国之间的联系变得更加紧密。社会网络分析的关键词成分分析也从另一个角度印证了这一结论。关键词成分分析的结果显示，成分 1 占比 93.9%，绝大部分国家关键词都落入同一个成分中。

表 3　新闻报道中出现的国家频次

国家	频次	国家	频次	国家	频次
中国	1555	韩国	35	加拿大	17
美国	728	菲律宾	32	泰国	16
英国	84	巴基斯坦	28	柬埔寨	15
俄罗斯	72	瑞典	27	埃及	15
意大利	53	委内瑞拉	24	中非共和国	14
西班牙	48	印度	19	越南	13
德国	38	荷兰	19	老挝	13
伊朗	37	塞尔维亚	18	巴西	13
日本	37	印度尼西亚	17	蒙古	11
法国	36	新加坡	17		

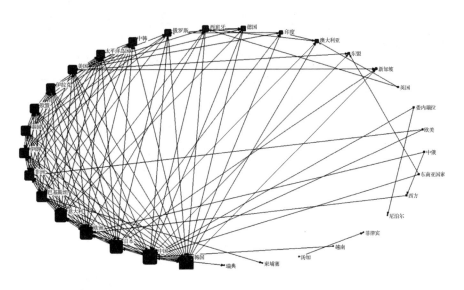

图 2　全球合作抗疫报道中的国家网络

观察全球合作抗疫报道中的国家网络，我们发现中国、美国、伊朗是影响力较大的网络节点，这三个国家节点的度中心度较高。中美两国无论是从政治、经济以及国际关系层面都是报道中重要的节点，词频统计中两国的提及次数也远超于其他国家。但度中心度计算显示，连接节点最多的国家是伊朗，即与伊朗这一节点连接的节点数最多。在疫情全球性蔓延的过程中，伊朗是最先暴发大规模疫情的海外国家之一，也是最早接受中国国际抗疫援助的国家。同时，伊朗一直是美国舆论抨击、经济封锁和外交打击的国家，伊朗的高频连接很大可能性是因为经常与中美两国同时出现所致。

表 4　国家网络度中心度分析

		1 Degree	2 NrmDegree	3 Share
26	伊朗	32.000	20.000	0.085
32	中国	30.000	18.750	0.080
11	美国	29.000	18.125	0.077
9	韩国	26.000	16.250	0.069
27	意大利	24.000	15.000	0.064
2	巴基斯坦	20.000	12.500	0.053
25	伊拉克	20.000	12.500	0.053
16	日本	20.000	12.500	0.053
19	泰国	20.000	12.500	0.053
15	欧洲	19.000	11.875	0.051
7	非洲	16.000	10.000	0.043
6	俄罗斯	15.000	9.375	0.040
3	德国	15.000	9.375	0.040
22	西班牙	13.000	8.125	0.035
18	太平洋岛国	12.000	7.500	0.032
14	欧盟	12.000	7.500	0.032
33	中韩	11.000	6.875	0.029
4	东盟	5.000	3.125	0.013
1	澳大利亚	5.000	3.125	0.013
28	印度	5.000	3.125	0.013
24	新加坡	4.000	2.500	0.011
5	东南亚国家	3.000	1.875	0.008
23	西方	3.000	1.875	0.008
30	越南	3.000	1.875	0.008
31	中俄	3.000	1.875	0.008
13	欧美	2.000	1.250	0.005
21	委内瑞拉	2.000	1.250	0.005
29	英国	2.000	1.250	0.005
20	汤加	1.000	0.625	0.003
12	尼泊尔	1.000	0.625	0.003
10	柬埔寨	1.000	0.625	0.003
8	菲律宾	1.000	0.625	0.003
17	瑞典	1.000	0.625	0.003

续表

DESCRIPTIVE STATISTICS		1 Degree	2 NrmDegree	3 Share
1	Mean	11.394	7.121	0.030
2	Std Dev	9.726	6.079	0.027
3	Sum	376.000	235.000	1.000
4	Variance	94.602	36.954	0.001
5	SSQ	7406.000	2892.969	0.052
6	MCSSQ	3121.879	1219.484	0.022
7	Euc Norm	86.058	53.786	0.229
8	Mininum	1.000	0.625	0.003
9	Maximum	32.000	20.000	0.085

Network Centralization–13.71%
Heterogeneity–5.24%. Normalized–2.28%
Note:For valued data,the normalized centrality may be larger than 100.
　　Also.the centralization statistic is divided by the maximum value in the input dataset.
Actor–by–centrality matrix saved as dataset FreemanDegree

同时，全球合作抗疫报道中的国家网络也显示，韩国、意大利、西班牙和巴基斯坦等国的连接力较强。除中国和美国之外，这几个国家的中间中心度值排名靠前，处在控制节点上，这些国家的提及频率和与其他国家节点共同出现的频率都较高，即许多国家通过这几个节点相连接。从全球疫情发展的进程看，这些国家也都是国际疫情的主要暴发地，因此也成为我国新闻报道的关注点。

表 5　国家网络中介中心度分析

		1 Degree	2 NrmDegree
32	中国	172.530	17.392
9	韩国	78.289	7.892
15	欧洲	70.267	7.083
27	意大利	58.914	5.939
11	美国	53.438	5.387
22	西班牙	52.707	5.313
2	巴基斯坦	32.310	3.257
6	俄罗斯	30.015	3.026
16	日本	29.125	2.936
26	伊朗	23.410	2.360
19	泰国	5.643	0.569
14	欧盟	3.000	0.302
1	澳大利亚	2.443	0.246
25	伊拉克	2.000	0.202
3	德国	1.943	0.196
28	印度	1.767	0.178

续表

DESCRIPTIVE STATISTICS FOR EACH MEASURE		1 Betweenness	2 nBetweenness
1	Mean	18.758	1.891
2	Std Dev	35.559	3.585
3	Sum	619.000	62.399
4	Variance	1264.455	12.849
5	SSQ	53337.949	542.017
6	MCSSQ	41727.012	424.027
7	Euc Norm	230.950	23.281
8	Mininum	0.000	0.000
9	Maximum	172.530	17.392

Network Centralization Index=15.99%

Output actor–by–centrality measure matrix saved as dataset FreemanBetweenness

（二）中国——合作抗疫提倡者

在"全球合作抗疫"新闻报道中，"中国""中方""中国政府"等词语的提及次数最多，与其他词语的共现频次也最大。将新闻报道中含有"中国"的内容提取出来并进行关键词矩阵分析后，可以发现，中国除了与其他国家节点相连，还多与"惠及人类""人道主义援助""人类命运共同体""大国担当""国际社会合作""抗疫医疗专家组"等词语相连。说明在新闻报道中，中国是全球合作抗疫的提倡者，并身体力行，为世界多个国家和地区分享抗疫经验、提供抗疫援助，与多个国家进行科研信息互通共享等研发合作，共同提出科学应对策略，展现中国的负责任的大国形象。

表 6　"中国"相关报道中心度分析

度中心度		中介中心度		特征向量中心度	
美国	29.000	美国	158.700	人类命运共同体	0.021
俄罗斯	2.000	俄罗斯	145.533	人道主义援助	0.281
韩国	12.000	日本	144.500	偏见	0.035
德国	17.000	巴基斯坦	79.167	美国	0.431
日本	15.000	老挝	60.500	联防联控合作机制	0.042
老挝	14.000	抗疫经验	58.000	捐赠	0.158

续表

度中心度		中介中心度		特征向量中心度	
巴基斯坦	13.000	韩国	54.000	借鉴	0.048
惠及人类	12.000	全球合作抗疫	42.000	国际合作抗疫	0.036
人道主义援助	10.000	人类命运共同体	34.000	共同体理念	0.039
人类命运共同体	9.000	大国担当	32.000	防疫物资出口	0.293
联防联控合作机制	8.000	东盟	32.000	俄罗斯	0.430
大国担当	6.000	借鉴	18.000	德国	0.403
捐赠	6.000	国际合作	18.000	榜样	0.032
抗疫医疗专家组	6.000	抗疫医疗专家组	12.000	开展合作	0.026
国际社会合作	5.000	全球公共卫生安全	5.000	全球公共卫生安全	0.032
抗疫经验	5.000	中国海洋权益主张	6.000	人类命运共同体	0.021
抗疫合作	5.000	捐款	3.000	国际社会合作	0.037

（三）美国——合作抗疫干扰者

美国是新闻报道中提及次数第二多的国家，将含有"美国"的内容提取出来并进行关键词矩阵分析，经常与美国共同出现的词语包括"单边主义""单边制裁""党派纷争""搬弄是非""干扰大局"等，且新闻报道对美国的形容多使用激烈的、消极的甚至批评的词语，感情倾向负面，情感程度强烈。在有关全球合作抗疫的新闻报道中，美国常常作为合作抗疫的干扰者出现，不仅消极对待合作抗疫，更阻挠合作抗疫的实现。

表7　"美国"相关报道中心度分析

度中心度	
俄罗斯	6.000
德国	6.000
单边主义	4.000
单边制裁	4.000
韩国	4.000
对伊制裁	4.000
搬弄是非	3.000
干扰大局	3.000
党派纷争	2.000

续表

度中心度	
道德良知	2.000
断供	2.000
绊脚石	2.000
出口管制措施	2.000
反制措施	2.000
道德良知	2.000
边境关闭	2.000
唱反调	2.000
持续恶化	2.000
光荣孤立政策	2.000

（四）世界卫生组织——合作抗疫协同者？

世界卫生组织作为全球最大的国际卫生组织，在疫情暴发及抗疫期间，扮演的角色尤为重要。一方面，世卫组织需要合理配置资源，对疫情严重但抗疫能力有限的地区给予援助，另一方面，世卫组织需要协调全球各国，推动抗疫合作。在新闻报道中，世卫组织也频繁被提及。与世卫组织一同出现的词语包括有"国际合作""国际社会""发挥作用""20国集团领导人""对话与沟通""构想未来""复工复产""坚定信心""国际公共卫生事业""怀疑和担心""尽快研制"等。与世卫组织相关的共现词汇多为陈述类和评议类的中性词汇，感情倾向和情绪程度都不高。而疫情在全球蔓延以来，世卫组织频频发声，但各国响应力度均不高，且至今国际合作抗疫协同仍未促成，还出现美国"断供""退群"等事件。总体来看，世卫组织在合作抗疫中的声量大但执行力极为有限。

表 8　"世卫组织"相关报道中心度分析

度中心度	
国际合作	21.000
国际社会	11.000
发挥作用	6.000
合作抗疫	6.000

续表

度中心度	
惠及人类	6.000
二十国集团领导人	6.000
断供	5.000
对话与沟通	4.000
构想未来	4.000
复工复产	4.000
坚定信心	3.000
国际公共卫生事业	3.000
核心作用	3.000
国际组织	3.000
开展合作	3.000
怀疑与担心	2.000
尽快研制	2.000

六、结论与讨论

通过对我国"全球合作抗疫"报道中呈现的主体、角色与关系的整体分析，可以发现当下我国国际新闻报道的叙事框架存在两个倾向。一方面，追求客观报道世界疫情发展，渴望世界各国能够摒弃阵营对立，携手化解难题，实现互利共赢。另一方面，旧有的冲突框架依然存在，话语塑造出对立和冲突的自我与他者。这两种报道框架交替甚至同时隐含在"全球合作抗疫"国际新闻报道之中，必然也会给读者带来认知上的混淆与障碍。

实际上，"世界怎么了？我们怎么办？"是整个世界都在思考的问题，国际新闻报道中相互矛盾的叙述框架，恰恰印证了世纪疫情与百年变局交织下国际关系格局的不稳定，以及全球治理体系变革的困难。人类命运共同体的构建尚处于起步阶段，各国之间的利益矛盾错综复杂，零和思维仍是处理国家间利益冲突的主要思维模式，对立对抗是现实常态。在国际新闻报道框架之中便体现为大多数国家的国际新闻报道仍然遵循冲突对立的逻辑。

  人类命运共同体理念所推动的多主体多方面的实践正是对不平衡结构的扬弃过程，是构建公平、合理、公正全球秩序中必不可少的环节。全球国际新闻也需最大程度摆脱意识形态偏见，坚守和平、发展、公平、正义、民主、自由的全人类共同价值。人类命运共同体既是一种中国态度，也是一种中国实践，无疑，这一理念能否得到世界各国的认可和支持，是其从美好愿望转变为美好现实的关键。

（文春英，中国传媒大学人类命运共同体研究院
副院长、教授、博士生导师
胡新雨，中国传媒大学广告学院硕士研究生
吴莹莹，中国传媒大学广告学院博士研究生）

联合国及国际组织评价中国全球抗疫合作

▼

构建人类卫生健康共同体，是构建人类命运共同体的有机组成部分。疫情暴发以来，中国坚定支持联合国系统特别是世界卫生组织对抗疫的关键领导作用，加强国际合作和联防联控，共同构建人类卫生健康共同体，赢得了联合国及其专门机构的高度评价。

一、联合国及其专门机构高度评价中国抗疫

新冠疫情暴发以来，在以习近平同志为核心的党中央的坚强领导下，全国人民万众一心合力抗疫，在较短时间内使疫情得到有效控制，赢得国际社会的尊重和赞扬。联合国及其专门机构世界卫生组织、国际货币基金组织、联合国世界粮食计划署等均对中国抗疫给予高度评价。

（一）联合国：中国抗疫为全人类作出重大贡献

联合国作为最具普遍性、代表性和权威性的政府间国际组织，在全球治理中具有重要作用。面对新冠疫情这一二战以来最严重的全球危机，中国的抗疫努力及成效获得联合国充分肯定。

联合国秘书长古特雷斯在疫情暴发初期就对中国动员巨大资源应对疫情给予充分肯定，对中国疫情防控能力抱有信心。后来，不论在非洲联盟总部的新闻发布会上，还是在访问巴基斯坦时，以及一些其他场合，他都称赞中国在遏制新冠病毒的传播中作出"了不起"的努力，令人印象深刻。就国际上一些针对中国的不当言行，古特雷斯强调，国际社会在处理涉及新冠疫情的情况时，要注意尊重人权，不要污名化。在访问

世界卫生组织总部时，古特雷斯更是强调，中国人民为防控疫情作出了巨大牺牲，为全人类作出重大贡献。

联合国秘书长南南合作特使、联合国南南合作办公室主任豪尔赫·切迪克也认为，"中国为世界其他地区树立了榜样。这再次证明中国在许多领域正展现出强大能力。"联合国驻华协调员兼首席代表罗世礼表示，中国采取了一系列非常强有力的措施，而且在动员人力和物资时很有效率，这种集全社会力量的抗疫方式非常关键，迅速灵活采取行动的中国经验令人印象深刻，持续高效的信息传播在疫情应对中起到了很好效果。

（二）世界卫生组织：中国赢得赞誉实至名归

世界卫生组织作为联合国专门机构，是国际上最大的政府间卫生组织，在应对疫情上起着重要的中心协调作用。世界卫生组织总干事谭德塞从事实出发，对中国抗击新冠疫情的行动给出客观实际的评价，多次公开表扬中国为抗击疫情所做的巨大牺牲和努力。他赞赏中国对疫情的高度重视，尤其是高层领导的承诺和领导作用，以及为调查和控制疫情所做的努力。他强调中国的动员能力，他说一生中从未见过这样的动员，若不是生在中国，若不是面对新冠病毒这样强悍的敌人，人们很难亲眼见证这样的动员能力。他强调中国的标杆作用，认为中国采取的很多防控措施远远超出应对突发事件的相关要求，为各国防疫工作设立了新标杆。他在世界卫生组织"新型冠状病毒全球研究与创新论坛"上表示，中国努力拯救生命，减少疾病传播，为世界应对疫情争取了时间。中国采取的措施不仅对中国有利，而且有益于世界其他地区。

世界卫生组织访华专家组组长布鲁斯·艾尔沃德认为，"中国的抗疫方式是可以复制的，但需要速度、资金、想象力和政治勇气"；中国严格的防控措施如居家隔离、"封城"、关闭学校等，为世界树立了标准。有中国的经验，其他国家不必"从零开始"，中国抗疫对于整个世界来说都是极大的贡献。他强调中国很多地方做到了"未雨绸缪"，他赞赏中国即使确诊病例不断减少也不放松警惕，他钦佩中国医务工作者和科研人员的人道主义精神和辛勤工作中的责任心，他称赞中国强大的动员能力。艾尔沃德还认为，与中国政府承担测试和治疗费用相比，美国的医保体系"存在速度上的障碍"，不利于疫情防控。布鲁斯·艾尔沃德强调，他的报告是事实的客观呈现，人们必须尊重中国和中国人民取得的成就。

2020 年 9 月 3 日，中国工程院院士钟南山被世界卫生组织选入新冠疫情应对评估专家组，负责提交评估各国和世界卫生组织采取的抗疫措施和效果的首份报告，希望能借此避免或更好地阻止未来暴发新的疫情。这既是对钟南山的专业精神和救治经验的肯定，也是对中国抗疫成效的肯定。

（三）国际货币基金组织：中国为维护金融稳定而迅速行动

国际货币基金组织作为联合国专门机构，职责是监察货币汇率和各国贸易情况、提供技术和资金协助，确保全球金融制度运作正常。国际货币基金组织亚太部副主任肯尼斯·康（Kenneth Kang）强调，维护金融稳定需要妥善沟通并采取果断措施，疫情面前，中国的政策制定者通过免征社保缴费和公共事业费等方法来支持脆弱的家庭；通过迅速安排补贴信贷，为卫生设备增产和其他关键活动提供支持。他还提到中国引导银行与受疫情影响的借款者合作，激励银行通过央行的特别融资向小企业贷款，并对银行进行定向降准，使大型企业能获得相对稳定的信贷等。他认为，在必要情况下使用针对性较强的金融政策是理想的做法。

（四）世界粮食计划署：中国拥有设立应急枢纽的独特优势

联合国世界粮食计划署是世界上最大的人道主义援助组织，是联合国正式常设专门机构之一。在抗疫过程中，中国的国际援助以及交通运输和物流等均发挥出巨大的作用。为加强全球人道主义援助物流支持，联合国世界粮食计划署在中国启动全球人道主义应急枢纽，为包括联合国系统、各国政府及其他人道主义合作伙伴在内的国际社会提供全球抗疫应急响应。

联合国世界粮食计划署驻华代表屈四喜表示，凭借领先的制造业、完善的供应链和技术创新，中国拥有设立应急枢纽的独特优势，该枢纽将在应对疫情过程中发挥十分重要的作用。在华枢纽为抗疫提供战略性采购和库存整合服务，并支持人道主义救援物资运转至受疫情威胁的国家。同时还提供航空服务，负责运送人道主义工作者。为快速启动应急运营，世界粮食计划署制定了临时应急解决方案，利用大企业的物流系统提供集合性仓储等运营服务。

此外，联合国妇女署以"从应对到恢复：中国和全球合作伙伴的经验"为主题，举办"确保在 2019 冠状病毒疫情背景下取得可持续发展目标之进展的部长级视频圆桌会议"，中国是唯一作主旨发言的国家。

可见，中国疫情防控得到联合国及其多个专门机构的高度评价，这是中国以自身的实际行动赢来的。针对有西方记者对世界卫生组织多次表扬中国的质疑，谭德塞表示，中国赢得赞誉实至名归，中国扎扎实实的防控行动，公开、透明、负责任的举措，赢得世界卫生组织执行委员会几乎每一位成员的赞赏。他说，"中国无需要求赞扬，过去没有，现在也没有……真相不言而喻，我们让事实说话，世界可以评判。"

二、中国积极推动在联合国体系下构建人类卫生健康共同体

面对全球重大疫情，既需要对本国人民高度负责，做好本国的有效防控，又需要本着对人类负责的态度，为全球防控作出贡献。这既体现出国家治理能力，也体现出参与全球治理的能力。在全球疫情防控中，联合国及其专门机构是重要的组织领导和沟通协调机构，各个国家需要充分尊重联合国的地位和作用，积极参与联合国体系下的人类卫生健康共同体建设。

（一）构建人类卫生健康共同体需要联合国体系

重大疫情防控，是一项系统工程。就我国来说，既需要在中国共产党的坚强领导下，充分发挥医疗卫生部门的重要作用，更需要全民参与、联防联控，横向到边、纵向到底，需要生产部门、交通运输、金融机构、民间团体等各行各业的积极作用，只有这样才能在控制疫情的同时，做到"六稳""六保"。联合国是世界上最大的政府间的国际组织，世界卫生组织是应对重大疫情的重要领导机构，新冠疫情暴发以来，世卫组织每周定期围绕新冠疫情的很多技术问题邀请世界各个国家的专家参与。全球疫情防控，既需要充分发挥世界卫生组织的关键领导作用，又需要发挥国际货币基金组织、世界粮食计划署等联合国专门机构在全球范围内的沟通协调作用。联合国体系下的疫情防控是构建人类卫生健康共同体的重要条件。

（二）中国积极支持在联合国体系下构建人类卫生健康共同体

中国作为联合国安理会常任理事国，坚定支持联合国在国际事务中发挥核心作用，坚定支持联合国工作。2020 年 5 月 18 日，在第七十三届世界卫生大会上，习近平提出，"让我们携起手来，共同佑护各国人民生命和健康，共同佑护人类共同的地球家园，共同构建人类卫生健康共同体"[①]。9 月 23 日，习近平会见古特雷斯时进一步强调"疫情也放大了全球治理体系中不适应、不匹配的问题。各方应该思考如何加以完善，而不是推倒重来，另搞一套。世界上只有一个体系，就是以联合国为核心的国际体系；只有一套规则，就是以联合国宪章为基础的国际关系基本准则。""中方坚定支持联合国系统特别是世界卫生组织发挥关键领导作用，加强国际合作和联防联控，共同构建人类卫生健康共同体。"[②]

---

① 习近平：《在第 73 届世界卫生大会视频会议开幕式上的致辞》，新华网，https://baijiahao.baidu.com/s?id=1667029765584314954&wfr=spider&for=pc，2020 年 5 月 18 日。
② 《如何构建后疫情时代的国际关系 习近平这样说》，人民网，https://baijiahao.baidu.com/s?id=1678793865171946157&wfr=spider&for=pcl，2020 年 9 月 25 日。

中国是这样说的，也一直是这样做的。从疫情初期开始，中国就保持与世界卫生组织的每日联络，向世界卫生组织通报疫情和防治工作的进展；国家卫健委和世界卫生组织驻中国办事处建立了定期的沟通交流机制；邀请世界卫生组织专家到疫情比较严重的地区考察指导防治工作；中国积极参与世界卫生组织和联合国其他专门机构组织的相关会议与活动，为全球抗疫贡献力量。

三、对进一步推动联合国体系下构建人类卫生健康共同体的思考

2020 年是联合国成立 75 周年，由联合国驻华系统主办的联合国成立 75 周年暨 2020 年联合国日纪念活动于 10 月 30 日在北京举行。联合国代理驻华协调员桑爱玲 (Amakobe Sande) 表示，我们必须通过应对疫情的各种努力来检验我们是如何实现"重建更美好"，以确保做到"不让任何一个人掉队""不让任何一个国家掉队"。在当前百年未有之大变局下，如何进一步推动联合国体系下的人类卫生健康共同体建设，仍然是一项重要的时代课题。以下几个方面值得关注。

（一）积极向国际社会传播中国的先进理念

联合国是最具普遍性、代表性和权威性的政府间国际组织，在世界的和平与发展中起着重要的作用。但是，有些国家为了一己私利，奉行单边主义政策，一意孤行，置联合国宗旨与原则于不顾，甚至希望以退出联合国专门机构相威胁来达到自己的目的。与之相反，中国展示了自己在全球治理中的责任意识和担当意识，并在联合国多个重要会议上明确阐述关于在联合国体系下团结合作的主张，表明了自己的立场，展示了我们的理论自信，赢得了广泛认可，"构建人类命运共同体"理念被写进了联合国决议，"构建人类卫生健康共同体"的理念也定会吸引越来越多的关注，这也为今后向国际社会传播中国的先进理念提供了重要参考。

（二）积极向国际社会展示中国的伟大实践

习近平多次强调，知行合一、行胜于言。中国抗疫的实际行动不仅向国人提交了一份非凡的答卷，也对人类应对风险挑战、谋求长远发展贡献了智慧和力量。中国通过与联合国及其专门机构的沟通合作，积极落实向130多个国家和组织提供援助的承诺，累计向11国派出13支医疗专家组，同150多个国家以及东盟、非盟、欧盟、加勒比共同体、上合组织等国际组织举行70多场专家视频会，并积极为相关国家提供物资援助，用实实在在的行动体现着大国担当。这种实际行动是客观存在的事实，是最具说服力，最具示范效应的，是中国推动构建"人类卫生健康共同体"的最生动体现。

（三）积极与国际社会沟通协调

中国抗疫赢得广泛赞誉的同时，在某些国家某些人那里却也出现了一些敌视中国、诋毁中国的言行。他们甚至以"侵犯人权"诋毁中国的社会动员。结合近年来中国快速发展背景下，西方一些国家再次兴起的"中国威胁论"来看，这种现象不足为奇，但也不容忽视。关于如何应对，我们一直在探索。在联合国体系下进行沟通协调无疑是一个重要渠道，对沟通方式方法的研究也是一个重要课题。

（周文华，北京联合大学海外中国学研究中心教授、
中国社会科学院国际中国学研究中心特聘研究员）

欧洲舆论对中国抗疫的认知评价

▼

新冠肺炎疫情是百年来全球发生的最严重的传染病流行事件，也是新中国成立以来我国遭遇的传播速度最快、感染范围最广、防控难度最大的重大突发公共卫生事件。面对突如其来的严重疫情，中国同世界各国携手合作、共克时艰，本着公开、透明、负责任的态度，积极履行国际义务，在自身疫情防控面临巨大压力的情况下，尽己所能为国际社会提供援助，以实际行动帮助挽救了全球成千上万人的生命。同时，中方倡导共同构建人类卫生健康共同体，在国际援助、疫苗使用等方面提出一系列主张，以实际行动彰显了中国推动构建人类命运共同体的真诚愿望。

欧洲社会对中国的抗疫举措、主张极为关注，许多媒体、智库和学者发表文章，对中国的抗疫举措、对中国国际地位的变化、中国方案对后疫情时代世界经济恢复的推动等进行了分析。中国和欧洲有重要的合作关系，倾听和了解欧洲声音，有助于中欧联手同心战"疫"，对平稳推进后疫情时代中欧关系发展有重要意义。

一、对中国抗疫举措的认识和评价

2020 年 3 月中旬，新冠肺炎疫情在欧洲暴发，此时中国已经基本控制住了疫情。中国的抗疫成功之道、中国与西方国家应对新冠肺炎疫情采取的不同措施与成效，成为欧洲学界讨论的焦点。欧洲学者充分肯定中国方案，一些学者从社会制度层面深入分析中西方差异。

（一）中国抗疫举措彰显负责任大国形象

欧洲学界普遍对中国的抗疫成效给予肯定，对中国开展的国际援助及合作给予积极评价，认为中国将人民的生命安全和身体健康置于首位，彰显负责任大国形象。

2020年9月，法国席勒研究所研究员、《新团结》报主编克里斯蒂娜·比埃说，面对疫情，中国共产党和中国政府始终将人民生命安全和身体健康放在第一位，令人印象深刻。中国政府在信息的透明度、防控的执行力和履行国际义务方面，为世界树立了典范。[①]

东亚历史学家费尔南多·普列托表示，中国人民取得了抗疫胜利，胜利的转折点就是4月8日武汉解封。从那时起，中国已向80多个国家和国际组织提供了援助。[②]中国不仅援助了大量的医疗用品，还通过派出专家团队和开展视频会议等方式，分享抗疫经验。这种国际合作是雪中送炭，也是一种负责任的大国行动。中方认为，流行病是一项全球挑战，任何国家都不能单独应对，而是需要国际社会的团结合作。[③]

2020年3月21日，西班牙共产党在其官方网站刊登致中国共产党和中国政府的感谢信。在感谢信中，西班牙共产党秘书长恩里克·圣地亚哥表示，世界正在面临着新冠造成的严酷考验，但是中国传来了令人鼓舞的消息：随着疫情局势逐渐转好，大多数驰援湖北的医生已经撤离。全世界都看到了中国在调动巨大资源和应对特殊局面的能力。中国在做好国内疫情防控的同时，还向包括意大利、荷兰、英国等十多个国家派

---

① 《重大战略成果传递信心　命运与共展现大国担当——多国人士高度评价习近平在全国抗击新冠肺炎疫情表彰大会上的重要讲话》，人民网，http://world.people.com.cn/n1/2020/0909/c1002-31855067.html，2020年9月9日。

② 数据截至文章发表日期（2020年4月24日）。

③ Fernando Prieto，"La ayuda internacional china en el marco de la comunidad de destino común para la humanidad.", https://politica-china.org/areas/politica-exterior/la-ayuda-internacional-china-en-el-marco-de-la-comunidad-de-destino-comun-para-la-humanidad

遣医疗援助专家小组，捐赠检测试剂及口罩等防护设备，彰显了国际社会主义的深厚感情。

西班牙中国政策观察网站2020年3月28日刊登题为《应对新冠疫情的跨国威胁需要全球集体行动》的文章。文章称，应对全世界的共同威胁，全球集体行动至关重要。但迄今为止，各国领导人为共同应对危机所做的努力少得令人震惊。正如哈佛大学教授、曾任美国副国务卿的尼古拉斯·伯恩斯所说：联合国安理会保持沉默，世卫组织缺乏领导能力，欧盟各国消极应对、关闭边界，美国则主动与全球体系脱钩。中国政府在疫情面前的表现与他们截然不同。中国已经控制住了疫情，并用积累的经验为其他国家提供帮助。意大利向欧盟请求援助后，没有一个成员国作出回应，反而是中国作出了回应。[①]

（二）中国抗疫成效展现中国特色社会主义制度优势

一些学者从社会核心价值观对政策的影响角度，分析了中西方采取不同抗疫措施的原因，并对中国方案高度肯定。

意大利共产党中央委员弗朗切斯科·马林乔指出，社会主义中国采取了与西方完全不同的应对新冠肺炎疫情路径。国家层面的强有力措施使得医疗基础设施得以发挥最大作用，科学预防知识得以广泛传播，为迅速遏制病毒传播并降低病死率奠定了基础。社会主义中国的治理模式展现出了史无前例的有效性。中国提供了一个其他资本主义国家在任何情况下都无法提供的普及性医疗服务。疫情面前，为维护私人利润而罔顾民众健康的资本主义国家与将人的生命置于中心位置的社会主义中国之间的巨大差异显露无遗。[②]

意大利《二十一世纪马克思》杂志主编安德烈·卡托内指出，世界上应对疫情两条截然对立的路线，已经使得新冠肺炎大流行成为进步与反动的冲突场。2020年1月底中国武汉封城后，很多西方评论家表示震

① 《西媒文章：打败新冠病毒需要全球总动员》，参考消息网，http://column.cankaoxiaoxi.com/2020/0330/2406096.shtml，2020年3月30日。

② 姜辉：《中国战"疫"的国际贡献和世界意义》，当代中国出版社2020年版，第396页。

惊，其中不乏恶毒的反华言论，如只有"专制国家"才会采取此类措施等。而对于有着"世界工厂"之称的中国，暂停经济和社会活动是其领导人作出的无比艰难的决策之一。但对于社会主义中国来说，即使国家经济遭受重创，也要置人民的生命安全于首位。世界出现了两种截然不同的应对方式，反映的是两种截然不同的价值观：一种是人民至上，另一种是资本至上。[①]

2020年3月21日，荷兰智库科林戴尔研究所所长莫妮卡·西德安霍提出，各国实施的应对新冠肺炎疫情的政策包括关键的政治选择都是由文化传统决定的。她认为文化对于思维方式和行为方式有主导影响，所以产生了中国专家和荷兰专家关于口罩使用的不同建议。文化影响的不仅是从个人角度或集体角度的思考的问题，更是长期导向或短期导向的问题。目前，中国已经在一定程度上控制了疫情蔓延，习近平主席讲话时，不仅强调战胜新冠病毒的"人民战争"，而且强调要消除贫困的长期目标，决不能因新冠肺炎疫情而受到影响。她进一步阐释，每一个政党都有责任阐明其核心价值观将如何应对后疫情时代的问题，并提出具体应对措施。其政策不仅要应对短期情况，还要着眼于解决长期的经济和社会发展问题。要想使政策具有长期有效性，就需要捍卫核心价值观和政治选择。[②]

二、对后疫情时代中国国际地位变化的认识

新冠肺炎疫情后，国际社会产生了关于世界格局变化的讨论。在疫情依然在世界蔓延的严峻形势下，中国在短时间内率先控制住了疫情，经济生产有序恢复。中国方案、中国能量引发世界关注，欧洲学界聚焦中国的经济发展和外交政策，分析后疫情时代中欧关系发展及中国对世界格局的影响。

---

① 姜辉：《中国战"疫"的国际贡献和世界意义》，当代中国出版社2020年版，第395页。
②Monika Sie Dhian Ho，"THE CULTURE AND POLITICS OF THE CORONAVIRUS"，https://www.clingendael.org/publication/culture-and-politics-coronavirus

（一）中国国际地位和影响力将上升

西班牙《世界报》网站 2021 年 2 月 21 日发表题为《北京统治的世界将是什么样？》的文章。文章称，在当前新冠肺炎疫情危机背景下，中国已成为全球力量平衡的最大赢家。首先，从经济上看，中国是 2020 年二十国集团中唯一实现正增长的经济体。国际货币基金组织（IMF）预测，2021 年中国经济强劲反弹，增速可能达到 8.1%。

总部位于英国的经济与商业研究中心（CEBR）分析，中国对疫情的有效防控将促进其相对增长。2028 年，中国将成为全球第一大经济体。根据其最新的五年计划，中国在 2028 年应该已经建成新发展格局，这是一种以国内市场为主要支柱，同时又可以从全球化中受益的新发展模式，立足内向型经济变革，促进国内消费，从而实现经济自立自强。[1]

（二）21 世纪将是中国的世纪

欧洲国家普遍认为，中国在抗击新冠肺炎疫情中的表现将进一步提升其国际声望和地位。在抗击新冠肺炎疫情中，中国特色的多边主义将增强中国模式在全球的传播力和影响力。一些学者认为"一个中国主导的世界肯定会到来"。

马德里欧洲大学经济与贸易教授贝戈尼娅·卡萨斯表示，中国亮眼的经济数据及其对新冠肺炎疫情的有力防控塑造了新的地缘政治，将推动中国在世界占据主导地位。"21世纪将是中国的世纪。"卡萨斯说，"就像历史上西班牙、法国、英国和美国等强国统治世界时一样，中国的统治地位也将确立，这意味着其文化模式将在各个领域输出。在政治方面，中国模式可能会扩张，可能会影响到发达国家的主流思想。在经济方面，中国模式将促进全球化和市场经济发展。"[2]

---

[1]《西媒文章：新冠疫情结束后，世界将更像中国》，参考消息网，http://column.cankaoxiaoxi.com/2021/0222/2435424.shtml，2021 年 2 月 22 日。

[2]《西媒文章：新冠疫情结束后，世界将更像中国》，参考消息网，http://column.cankaoxiaoxi.com/2021/0222/2435424.shtml，2021 年 2 月 22 日。

2020 年 5 月 19 日，法国国际关系研究所发表的《经济和外交：后疫情时代中国的两大挑战》一文称，应从两方面看待疫情带来的影响。第一，对健康危机的管控。在这方面，中国采取了及时有效的措施，成效世界瞩目。第二，对经济、社会、政治等方面的影响，这些影响比疫情本身更为严重。如何应对这些危机将左右一个国家在世界的地位，特别是中国。经济和外交将是考验中国实力的关键。在经济方面，中国将面临持续的经济挑战。这也是欧洲所担忧的，站在全球经济发展的角度，欧洲并不希望看到中国经济走弱。在外交方面，信任问题可能会破坏中国作为全球领导者的崛起。我们不知道新冠肺炎疫情后的世界会是什么样子，但一个中国主导的世界肯定会到来。①

（三）中欧、中美关系将产生变化

西班牙皇家埃尔卡诺研究院首席研究员马里奥·伊斯特班在其 2020 年 3 月 18 日发表的文章《冠状病毒危机与中国的国际地位》中表示，在国际社会同新冠病毒的斗争中，中国扮演着重要角色。这有助于中国和欧洲双边关系的发展。中国与其他受疫情影响严重的国家开展务实合作、分享疫情防控经验。这种做法不仅得到高度赞赏，还可以改善中国在这些地区的形象。疫情发生以来，中国的迅速反应与欧盟的迟缓应对和美国的单边主义形成鲜明对比。在这种情况下，欧盟和美国越是强调国家主义，就越能提升中国的国际声望。同时，新冠疫情为中国和欧洲国家提升双边关系提供了机会，削弱了美国在欧洲的影响力。②

巴塞罗那国际事务研究所 2020 年 4 月发表文章《全球危机的反思：新冠病毒，国际秩序和欧盟的未来》表示，中国和美国正在争夺世界领

①Economy and Diplomacy: China's two Challenges in the Post-Covid-19 World, https://www.ifri.org/sites/default/files/atoms/files/julienne_china_post-covid_world_2020.pdf
②Mario Esteban, "La crisis del coronavirus y el estatus internacional de China: cuando la geopolítica y la política doméstica no van de la mano", http://www.realinstitutoelcano.org/wps/portal/rielcano_es/contenido?WCM_GLOBAL_CONTEXT=/elcano/elcano_es/zonas_es/comentario-esteban-crisis-coronavirus-estatus-internacional-china-cuando-geopolitica-y-politica-domestica-no-van-de-la-mano

导权，新冠肺炎会带来舆论层面结构性的变化。长期以来，全球舆论一直认为中国在国际舞台上的影响力越来越大。向欧洲国家运送医疗卫生设备，以及与美国就病毒起源进行的信息战，都是中国政府改善国际形象的机会。因此，欧洲国家认为中国正在试图建立更好的国际舆论环境，与其日益重要的经济地位相匹配。

在西方民主国家由于自由主义、民粹主义经历了数十年的危机之后，关于国际秩序的变化观念似乎正在巩固。西方重新审视了自冷战结束后形成的西方中心主义的国际秩序观念。在很大程度上，新冠肺炎疫情将使中国模式重新加入思想、政治、社会等方面的全球竞争。西方对于固有的世界秩序或者政治体制优越性已经没有那么坚定了。[1]

荷兰智库科林戴尔研究所所长莫妮卡·西德安霍指出，在单边主义和多边主义的较量中，新冠肺炎疫情可能会催化中美之间的竞争，改变当今世界秩序。单边主义在各国的最初反应中占主导地位，德国和法国等国都禁止出口口罩，多个国家关闭申根内部边界。而中国向欧洲国家运送了数以百万计的口罩。中国观察家们期望中国增加在这场危机中起重要作用的多边组织（例如世界卫生组织）中的影响力。换句话说，具有中国特色的多边主义。即通过采取有效的国内应对危机的方式树立国际榜样，从而获得合法性，以协调全球应对危机的方式并实现全球公共利益，例如战胜流行病和遏制传染病。[2]

三、中国崛起推动全球联动

欧洲社会普遍认为，随着经济实力和国际地位的提高，中国崛起将进一步推动全球化。中国倡导的人类命运共同体理念和"一带一路"倡

---

①Lecciones de una crisis global: coronavirus, orden internacional y el futuro de la UE，https://www.cidob.org/es/publicaciones/serie_de_publicacion/notes_internacionals_cidob/n1_231/lecciones_de_una_crisis_global_coronavirus_orden_internacional_y_el_futuro_de_la_ue
②Monika Sie Dhian Ho，"THE CULTURE AND POLITICS OF THE CORONAVIRUS"，https://www.clingendael.org/publication/culture-and-politics-coronavirus

议将有助于战胜新冠肺炎疫情带来的经济危机。

（一）后疫情时代中国是不可忽视的重要合作伙伴

2021年3月，西班牙中国问题专家胡利奥·里奥斯在题为《中国，疫情后新秩序的起源与目的地》的文章中写道，国际货币基金组织在新冠大流行之前对2024年以购买力平价计算的国内生产总值（GDP）进行了展望。根据其预测，届时中国的GDP将占全球的21.4%（2018年为18.7%），而美国为13.9%（2018年为15.2%）。这种趋势是众所周知的，也可以说是不可阻挡的。在这样的背景下，国际体系的未来已经很清楚：从美国的衰落或中国的崛起到欧盟可怕的政治崩溃。但是，全球化的前途及其修正的幅度、多边体系的未来以及假想中的多极化是否会实现也都至关重要。中国和世界，尤其是和美国，经济是相互交织和互相依存的。因此，可以认为所谓的"脱钩"实际上会非常有限。中国是任何经济体都不能忽视的重要合作伙伴，特别是在全球经济正面临新冠肺炎疫情大流行带来的前所未有的压力下。[1]

巴塞罗那国际事务研究所所长波尔·莫里利亚斯认为，目前，虽然各国在医疗物资分配、出入境管理、经济刺激计划等方面都加强了控制监管，但这都不是削弱全球化。疫情防控和疫苗研制反而需要更加广泛深入的国际合作。也许疫情结束后会出现医疗物资、药品等方面的逆全球化，但总体而言不会出现大规模的逆全球化。尽管当前国际体系是多极化的，但国家之间的相互联系和相互依存度仍远远超过第一次世界大战后的水平。因为中国的崛起和全球互联互通的强劲势头，疫情后的世界将是主要国际大国继续融合的世界。[2]

布鲁塞尔欧洲与全球经济实验室高级研究员艾丽西亚·加西亚·埃

①《西媒文章：中国在疫情后新秩序中更关键》，参考消息网，http://column.cankaoxiaoxi.com/g/2021/0302/2436159.shtml，2021年3月2日。

②Lecciones de una crisis global: coronavirus, orden internacional y el futuro de la UE, https://www.cidob.org/es/publicaciones/serie_de_publicacion/notes_internacionals_cidob/n1_231/lecciones_de_una_crisis_global_coronavirus_orden_internacional_y_el_futuro_de_la_ue

雷罗认为，国际合作一定是解决新冠肺炎导致的经济危机的关键。因此，各国领导人应讨论如何集中力量并共同努力制止健康危机。

经济政策方面的国际合作对于提高在国家一级实施的扩张性货币和财政政策的有效性以及避免诸如竞争性贬值等"使邻国贫穷"的政策十分必要。除了其普遍用途外，由于多种原因，新冠肺炎带来的经济危机还需要比2008年金融危机更加深入的国际政策合作。没有任何一个中央银行或政府能够独自平息市场并控制危机。实际上，如果经济领导人像过去几周那样继续在本国范围内采取行动，就有可能陷入最低谷和"使邻国贫穷"政策的竞赛。在卫生材料的生产和分配方面，我们也没有看到合作，而是看到了国家主义。应避免对医疗器械实行出口管制。①

加西亚·埃雷罗在最近接受采访时指出，新冠疫情结束后，中国将进一步影响世界，"将出现一些更强大的国家，它们将控制世界的发展走势"。

（二）构建"人类命运共同体"是解决疫情危机的重要方案

西班牙共产党领导人何塞·路易斯·森特拉认为，基于互惠互利和捍卫全面可持续共享安全的"人类命运共同体"理念，不仅可以通过相互合作和共享资源的方式使我们尽快摆脱眼前的困境，而且可以应对后疫情时代所产生的经济危机。它带来的是一种以全人类共同利益为中心的社会模式。在当前的危机下，必须要加强国际合作，充分发挥联合国作用，维护《联合国宪章》所规定的价值和原则。他表示，应以"一带一路"倡议为基本框架，应对新冠疫情造成的不可避免的不确定性。"一带一路"有助于战胜全球即将遭受的经济危机，尤其是可以帮助受经济危机影响更严重的弱小国家。他认为，这项倡议是"有

① Alicia García Herrero, "La respuesta económica a una pandemia sólo puede ser global y coordinada", http://www.realinstitutoelcano.org/wps/portal/rielcano_es/contenido?WCM_GLOBAL_CONTEXT=/elcano/elcano_es/zonas_es/comentario-garciaherrero-respuesta-economica-solo-puede-ser-global-y-coordinada

史以来最宏大的国际合作项目"，"可以为疫后重建提供资源，成为振兴世界经济的机遇"。①

费尔南多·普列托在《在人类命运共同体框架下的国际援助》一文中表示，中国为抗击新冠肺炎疫情所实施的国际援助，是对人类命运共同体理念的践行。这一理念的宗旨是和平、发展与合作，实现互惠互利，从而克服战争和对抗。这个理念与1955年万隆会议上提出的"和平共处五项原则"一脉相承。现在正是需要所有国家协调合作、共渡难关的时刻，各国不应采取意识形态对抗或恢复冷战思维，孤立主义和自私主义只能加重危机。②

匈牙利工人党主席久洛认为，中国一直是全球化和多边贸易体系的坚定支持者，现已成为全世界最强劲的增长引擎。中国一直坚持改革开放的基本国策，坚持推动贸易和投资自由，促进开放的世界经济。中国致力于改善全球治理，弥合发达国家与发展中国家之间的鸿沟，推动建立更加公平合理的国际秩序。"一带一路"倡议是中国为全球治理提出的创新举措，吸引了广泛的参与者。这些努力不仅有助于实现本国的经济和社会发展目标，实现中华民族的伟大复兴，而且有利于推动全球增长和国际多边体系的发展，并成为构建"人类命运共同体"的现实基础。疫情之下，习近平主席在许多场合，比如在二十国集团领导人应对新冠肺炎特别峰会上，与其他国家元首的电话交谈中，都提出了相关建议。这是防止进一步破坏、阻止世界大战、使所有国家都有以自己的方式发展的现实方案。③

---

① "Propuesta china de comunidad de destino de la humanidad es una salida a emergencia mundial, dice líder Partido Comunista de España",http://spanish.xinhuanet.com/2020-03/21/c_138902232.htm

②Fernando Prieto，La ayuda internacional china en el marco de la comunidad de destino común para la humanidad. https://politica-china.org/areas/politica-exterior/la-ayuda-internacional-china-en-el-marco-de-la-comunidad-de-destino-comun-para-la-humanidad

③ 姜辉：《中国战"疫"的国际贡献和世界意义》，当代中国出版社2020年版，第406页。

四、结语

"沧海横流，方显英雄本色"，在以习近平同志为核心的党中央坚强领导下，14 亿中国人民进行了一场惊心动魄的抗疫大战，取得了世界瞩目的战"疫"成效。这次疫情发生后，欧洲对中国方案的关注明显增加，通过对欧洲学界对华舆论的梳理，得出以下 3 条结论：

（一）对中国抗疫举措整体呈现较为客观的认识和评价

通过对欧洲学界关于新冠肺炎疫情后对中国认识和评价舆情信息的追踪及梳理，可以看出，欧洲学界特别是西班牙学界对中国的抗疫举措、国际援助和治理措施的认识和分析较为客观。欧洲的智库和学者能较为客观地看到中国在捍卫人民生命健康安全和恢复经济发展取得的决定性成就。此外，他们深入研究中国制度，从社会核心价值观层面研究中国抗疫举措，肯定中国特色社会主义制度在应对重大风险挑战和解决长期矛盾的重要作用。

（二）对后疫情时代中国提振世界经济的期待

当前，世界疫情仍然严峻，经济复苏前景尚不明确。从欧洲学界的分析看来，消除壁垒，深化合作，进一步推进经济全球化是全球共识。中国在应对重大突发事件的有效举措和经济复苏能力上，使欧洲社会看到了中国治理能力的优越性。此外，中国对世界其他国家提供的抗疫援助，使欧洲看到了中国在推进国际合作方面的真诚意愿，多数学者认为，"人类命运共同体"理念不仅是一个宣言，更是一个务实合作。因此，新冠肺炎疫情发生后，增加了欧洲社会对中国在促进中欧平等合作，提振世界经济发展，推动经济全球化的期待。

（三）讲好中国故事助力中欧关系深化发展

突如其来、席卷全球的新冠肺炎疫情不仅对人类生命健康安全造成巨大冲击，同时使世界环境变得更加错综复杂。当前，世界面临着百年未有的大变局，各个国家比以往任何时候都更需要相互尊重、精诚合作。从对欧洲学界的观察中，我们可以发现欧洲学界期待中欧进一步扩大共识和合作，但对中国的经济和外交也存在一定程度的担忧。如何筑牢中欧之间的信任关系，是中欧未来关系进一步深化发展的重要前提之一。因此，在开展务实合作的同时，如何在讲好中国故事、如何宣介中国特色社会主义制度中搭好信任之桥，对促进中欧关系发展有举足轻重的作用。对此，在开展对外宣介工作时，一方面要注意运用欧洲社会听得懂、看得明白的方式进行阐释，一方面要加强信息的直接传递，避免二手信息产生的误读、曲解。

（云巳茹，中央党史和文献研究院对外合作交流局）

以疫后重建为主题推动对欧盟话语建设 [①]

▼

中欧作为全面战略伙伴，在新冠肺炎疫情蔓延期间积极沟通合作，为疫后重建阶段中欧关系的发展创造了新的条件。中国与欧盟领导人均高度重视后疫情时代中欧关系发展走向，释放战略合作潜力。2020 年 6 月 22 日，习近平总书记在中国—欧盟领导人会晤时指出，中方愿同欧方携手努力，推动"后疫情时代"中欧关系更加稳健成熟，迈向更高水平。[②]

与此同时，外部环境的急剧变化，也给中欧关系的前进带来新的挑战。第一，疫情暴发以来，欧盟国家与中国关系呈现相对理性、个别亲近的态势。但欧盟国家内部贸易保护主义、民粹主义频频抬头，对中欧贸易提出挑战；第二，美国政府在经贸、安全、全球治理、疫情防控等领域，狭隘利己主义凸显，使跨大西洋伙伴关系正在发生结构性变化；第三，2020 年 7 月和 8 月美国国务卿出访欧洲，试图拉拢欧洲传统盟友在 5G 合作、香港国安立法等问题上打压中国。中方需及时推动以疫后重建为主题的后疫情时代对欧盟话语建设，团结双方共同直面内外挑战，理性相向发展，抵消外部环境恶化产生的冲击和负面影响。

一、疫后重建正在进入欧盟各国议程

随着欧盟疫情防控显现向好趋势，欧盟各国把疫后重建放在政府议

[①] 本文系国家社会科学基金重大项目"当代中国重要政治文献多语种数据库建设"的阶段性成果，项目编号：17ZDA108

[②]《习近平会见欧洲理事会主席米歇尔和欧盟委员会主席冯德莱恩》，新华网，http://www.xinhuanet.com/mrdx/2020–06–23/c_139159992.htm，2020 年 6 月 23 日。

程的重要位置。从欧盟层面看，德国从 2020 年 7 月 1 日起担任为期半年的欧盟轮值主席国，德国总理默克尔在联邦议会上提出欧盟重建计划，其主要任务为克服疫情带来的后果、重建欧洲。欧盟委员会提出总额达 1.8 万亿欧元的一揽子经济援助计划，其中 7500 亿欧元作为欧盟恢复基金。欧洲央行也扩大了大流行病紧急资产购买计划（PEPP），政府债券购买计划由 3 月初的 7500 亿欧元上升至 6 月初 1.35 万亿欧元，以期提振欧元区经济。

从欧盟各国内部看，疫后重建也是各国政府今后一两年工作的重中之重。以德法为例，2020 年 6 月，德国大联合政府通过了规模达 1300 亿欧元并覆盖 2020 年和 2021 年的一揽子经济复苏计划，涉及儿童补贴、降税、扶持企业等救助措施。具体措施包括在 2020 年 7 月 1 日至 12 月 31 日期间将德国增值税 19% 的普通税率降至 16%，食品、出版物等 7% 的优惠税率降至 5%；受疫情冲击严重的行业可申请"过渡援助"；拨款 500 亿欧元用于推动电动汽车发展以及设立更多充电桩；德国铁路和公共交通企业均将得到联邦的资金支持等。[①] 法国政府提出以提振经济为核心的系列政策改革，特别是用数百亿欧元保护法国企业，主要是中小企业，尽快解决退休改革、企业回归和员工培训等问题，支撑就业。[②]

二、把握后疫情时代疫后重建给中欧关系发展带来的契机

（一）中欧共同维护全球产业链、供应链稳定，有利于在推动全球化进程中发挥示范作用

中国和欧盟作为世界经济"双引擎"，要积极把疫情给全球产业链、供应链带来的冲击转化为发展的新契机，坚决抵制"经济脱钩""技

---

① 央视新闻：《德国政府达成 1300 亿欧元经济刺激计划》，央视网，https://jingji.cctv.com/2020/06/04/ARTla10GLML9PAVQ44bnteLG200604.shtml，2020 年 7 月 17 日。
② 李鸿涛：《法国着眼推动疫后经济转型》，《经济日报》，2020 年 7 月 8 日。

术脱钩"的"逆全球化"错误思维，共同推动后疫情时代中欧两大市场对接与融合，拉动世界经济复苏。2020 年 6 月，中欧班列累计开行1169 列，再创历史新高。^①在全球航空、水运按下暂停键的时刻，中欧班列对促进沿线各国贸易往来，维护全球供应链稳定起到了至关重要的作用。

伴随着美国愈演愈烈的贸易保护主义行径，中国和欧盟应密切合作，成为继续推动全球化进程的中流砥柱。中欧双方领导人将在 2020 年内达成一项全面、平衡、高水平的中欧投资协定，议题包括"市场准入""对等开放"和"竞争中立"^②等，为全球各经济体促进贸易自由、实施互惠原则作出了有力示范。

（二）中欧共同维护多边主义，有利于在推进全球治理进程中发挥引领作用

此次疫情给世界各国敲响了警钟：身处在一个传统安全与非传统安全相互交织、局部问题与全球问题彼此转化的时代，任何一个国家都不可能独善其身、包打天下。中欧作为多边主义的坚定维护者，应发挥各自所长，使多边主义在全球各地生根发芽。中国在联合国维和行动、世界重要多边组织、国际和地区热点问题的解决中，均发挥着独特而积极的影响力；欧盟自身作为多边主义的制度化体现，在倡导理念、建构规范、策划行动等方面有着丰富的经验。

在美国执意退出世界卫生组织这个背景下，中欧更要在联合国、世界卫生组织以及 G20 等框架内形成更强大的合力，推动国际合作。此外，中欧在公共卫生安全、气候变化、智慧城市、对非三方合作等领域合作空间广阔。2020 年 6 月 22 日中国—欧盟领导人会晤提出加强对非洲的抗疫援助与支持，表明中欧抗疫合作已延伸至第三方，并

---

① 吴珺、张朋辉：《中欧务实合作拉动世界经济复苏》，《人民日报》，2020 年 8 月 17 日。
② 王建斌：《德国接棒欧盟　将对华关系视为核心任务》，人民网，http://m.people.cn/n4/2020/0629/c23-14090403.html，2020 年 6 月 29 日。

已做好准备，为后疫情时代世界格局的良性发展作出自身贡献。

（三）中欧共同推动新技术、新模式、新业态发展，有利于促进双方经济结构转型升级

疫情给中欧经济结构转型带来新契机，数字经济、绿色低碳成为产业转型升级的关键词。中国抗疫期间，"新基建"发挥了极其重要的作用，也将成为今后的新常态。中国重视 5G 网络、数据中心等新型基础设施建设进度，在数字技术领域展现出较强实力和潜力。

欧盟于今年上半年发布《人工智能白皮书》《欧洲数据战略》等文件，打造"欧洲数据空间"新理念。但长期以来，欧盟在个人数据隐私方面保有过度谨慎的立场，这一领域发展速度相对落后。因而，中国技术与欧盟数字化发展方向的契合，将达到"1+1＞2"的成效。

（四）中欧共同加强公共卫生治理对话合作，有利于推动构建人类卫生健康共同体

当今公共卫生是一个国家以及国际社会在公共卫生治理体系、法律、经济和政治体制等领域设计与合作的综合概念。中国以团结举国力量的强大应对能力，成为全球战疫中首个给出优异答卷的国家。习近平总书记在第 73 届世界卫生大会视频会议开幕式上致辞中表示："要针对这次疫情暴露出来的短板和不足，完善公共卫生安全治理体系，提高突发公共卫生事件应急响应速度，建立全球和地区防疫物资储备中心。"[1]

欧盟具备成熟的应对突发公共卫生事件的治理模式，德国在二战后发展出了一套独创而成熟的"灾害控制与管理系统"[2]。包括"欧盟与国际合作系统"、欧盟健康安全委员会、欧盟成员国间早期预警应变系统等。中欧公共卫生安全治理领域优势互补，为今后加强该领域

---

[1] 习近平：《习近平在第 73 届世界卫生大会视频会议开幕式上致辞》，《人民日报》，2020年 5 月 19 日。

[2] 魏晓阳、娄立：《浅议德国突发公共卫生事件治理模式》，《中国社会科学报》，2020 年 3 月 17 日。

对话合作奠定夯实基础，也为双方共同构建人类卫生健康共同体开启良好开端。

三、以疫后重建为主题，推动后疫情时代对欧话语建设

（一）立足于中欧在应对疫情过程中加深的相互依存关系，增强共赢意识

在对欧传播中，应辨别好合作分工与经济技术依赖性的差异。针对国际上"将战略生产带回欧洲"的声音，我们应强调以下两点：一方面，区域化分工与国际分工是工业化的产物，并起源于欧洲，工业化使得这种分工得到了大规模的机构化和制度化，任何一国都不能逆时代潮流而发展。另一方面，国际分工意味着各国各经济体在参与全球经济时相互依存，不存在欧盟对中国的单方面依赖，欧盟已连续 16 年保持中国最大贸易伙伴地位，欧盟在对华服务贸易领域一直保持顺差地位。

在对欧传播中，应强调中欧经济互补性，可适时就该主题开展中欧经济专业人士对话会。按照国际贸易标准分类（SITC）对中国和欧盟贸易显性比较优势指数（RCA）进行计算的结果表明：中国出口的比较优势主要集中在按原料分类的制成品、机械及运输设备和杂项制品等领域，而欧盟出口的比较优势则体现在饮料和烟草、化学品及有关产品等领域。[①] 此外，在后疫情时期，双方在旅游、金融等服务贸易领域的合作增长空间巨大。

（二）立足于人类命运共同体价值理念，积极推动卫生健康共同体构建

在对欧传播中，应强调以制度建设的确定性来共同应对世界格局走向的不确定性。此次疫情暴露出全球公共卫生安全治理的短板，推

---

① 刘曙光：《中欧经贸合作：成效、挑战与机遇》，《当代世界》，2020 年第 6 期。

进全球公共卫生安全治理体系改革势在必行，而人类卫生健康共同体正是其题中之义。要紧紧围绕卫生健康共同体的构建，推动中欧卫生健康领域的多层次深入合作。中方要积极总结抗疫经验，通过多语种的方式向欧盟各国提供多种载体形式的知识、技术帮助。推动中欧医疗卫生领域的知识分享、技术合作。在欧盟重要媒体播放中欧在公共卫生领域协同协作的生动短片，让欧洲公众对于中国的经验做法有更为感性的认识。

应突出疫后共同构建人类命运共同体理念的现实意义。面对疫情给中欧各国带来的新消费模式、新教育理念、新人际沟通方式以及新环境问题，双方需集中智慧，探索该理念在新挑战下的中欧实践平台。可在中欧新媒体中，就某一社会新挑战（如新形势下的中小学课堂模式）征求网友、专业人士的意见，可建立相关领域的中欧疫后合作联盟。

（三）立足于内外统筹的全媒体对外传播话语体系，大力提升对欧传播效力

在对欧传播中，应将中欧媒介生态视为整体与局部、内在结构与外在关系等有机结合的共同体。在当今新媒体时代，国内传播的任何一个因子都有可能被国外媒体拿着放大镜去解读，对内、对外传播需形成传播合力。一方面，在进行本国议题报道时，需考虑到对欧洲受众的传播；另一方面，要善于从地方议题中挖掘全球关切问题，在公共卫生、气候变化等全球议题中连接地方关切问题。

应加强与欧盟媒体的业务与人才合作。继续加强我国近年来在对欧传播中的有效做法，如我国高层外交官员在欧洲主流媒体上高频率发表署名文章、宣示我国政策主张。此外，鼓励一批懂传播、具有国际视野和家国情怀的人成为中国媒体的中坚力量，积极去欧洲知名媒体任职。

（四）立足于与欧盟重要智库的沟通交流，进一步加强共识的理性基础

中欧重要智库在疫后重建中欧交流中具备较大合作潜力。抗疫进程

中，欧洲智库作为民众与决策者之间的重要桥梁，直接影响民众对国际关系走向的判断。2020 年 5 月，德国科尔伯基金会开展的一项名为"新冠肺炎疫情时期德国的世界视角"的民意调查显示，36% 的调查者认为与中国保持紧密联系对德国而言更为重要，这一数值比 2019 年的调查数值高 12%，而认为与美国保持紧密联系对德国而言更为重要的调查者比例从 2019 年的 50% 下降到 37%。[①]

我们在以疫后重建为主题对欧传播中，可与欧盟重要智库开展三方面合作。第一，加强与欧盟智库合作组织讲座、研讨会等活动。将中方关于全球化、多边主义等话题的观点借由欧洲智库平台呈现给欧洲民众。第二，加强开展联合研究项目。比如对中欧在疫后重建方面的潜在合作领域、需要注意的问题等展开联合研究，由欧洲智库在当地搜集样本，使研究结果更为详实可信。第三，加强开展全球公民教育合作。可就构建人类命运共同体理念等全球治理主题组织中欧青年论坛、中欧学生短期交流项目，增强中欧青年理性判断、消化信息能力，对于中欧在后疫情时代抵御各种"逆"思潮具有至关重要的意义。

（唐婧，中央党史和文献研究院第六研究部二级翻译；
钱桐，中央党史和文献研究院第六研究部三级翻译；
杨雪冬，清华大学政治学系教授）

---

①Körber-Stiftung. The Berlin Pulse － German Foreign Policy In Times Of COVID-19。https://www.koerber-stiftung.de/fileadmin/user_upload/koerber-stiftung/redaktion/the-berlin-pulse/pdf/2020/Koerber_TheBerlinPulse_Sonderausgabe_Doppelseiten_20200518.pdf, 2020-07-17.

走向共识：海外学界对人类命运共同体理念的认知①

▼

　　2015 年 9 月 28 日，习近平主席在纽约联合国总部举行的纪念联合国成立 70 周年大会上发表题为《携手构建合作共赢新伙伴，同心打造人类命运共同体》的讲话，正式提出构建人类命运共同体的主张。这一主张很快得到国际社会的广泛认同与支持。2017 年 2 月 10 日，联合国社会发展委员会第 55 届会议一致通过"非洲发展新伙伴关系的社会层面"决议，构建人类命运共同体首次被写入联合国决议中。随后，人类命运共同体又被写入联合国安全理事会、人权理事会和联合国大会决议中。联合国秘书长安东尼奥·古特雷斯（Antonio Guterres）高度评价人类命运共同体，认为人类命运共同体"展现了中国在当今世界发挥着维护多边主义的领导者作用"。②本文梳理并分析了国外学界对构建人类命运共同体的相关讨论，试图呈现国外学界对人类命运共同体理念的接受、认同状况，以及对人类命运共同体丰富内涵的理解。

一、人类命运共同体是"和平共处五项原则的继续"

　　从和平共处五项原则到人类命运共同体，展现了中国致力于建立公正合理国际秩序的不懈追求。国外学者纷纷注意到人类命运共同体的继承性。塞尔维亚国际政治与研究所所长杜什科·迪米特里耶维奇（Dusko

---

① 本文原载于《世界社会主义研究》2019 年第 12 期，经授权转载。

② Tom Miles, Stephanie Nebehay, "Xi portrays China as global leader as Trump era looms",Jan. 19, 2017. https://www.reuters. com/article/us-china-usa/xi-portrays-china-as-global-leader-as-trump-era-looms-idUSKBN1522OS.

Dimitrijevic）认为，人类命运共同体理念的提出，体现了中国从"冷战"以来始终坚持以"五项原则"处理重大国际事务的精神。[①] 意大利学者、《二十一世纪马克思》杂志主编安德烈·卡托内（Andrea Catone）直接指出："许多研究对习近平在国际关系方面的倡议的重要意义给予了高度评价，指出这是中国外交政策的一个根本指南，是周恩来 1955 年在万隆会议上提出的和平共处五项原则的继续。"[②]

由周恩来率先提出的"互相尊重主权和领土完整，互不侵犯，互不干涉内政，平等互利，和平共处"的五项原则，早已得到包括印度在内的世界各国的肯定，成为国际社会处理国与国关系普遍遵循的原则[③]。印度前总理尼赫鲁认为，和平共处五项原则不仅对两国有益，而且对世界各国都有益，并多次对和平共处五项原则的精神予以阐发。尼赫鲁指出"各国均有依该国政策行事并致力于实现该国目标的自由，在此过程中应当相互学习相互合作，但先要基于自身的国情"；"我们愿意同各方合作及缔结友谊，也愿意接触各种不同的思想主张，但我们保留选择自身道路的权力，这是和平共处五项原则的核心所在"。[④]

习近平主席在国际场合阐发构建人类命运共同体理念时，多次提出"不同文明要取长补短、共同进步"，强调"和而不同"[⑤]，这些论述都与和平共处五项原则的基本精神相契合。在和平共处五项原则发表60 周年纪念大会上，习近平主席指出："和平共处五项原则生动反映了联合国宪章宗旨和原则，并赋予这些宗旨和原则以可见、可行、可依循

①Dusko Dimitrijevic, "New Silk Road: Achievements & Prospects Of Serbia-China Economic Cooperation", July 13, 2018, https://larouchepub.com/eiw/public/2018/eirv45n28-20180713/34-38_4528. pdf.

②[意] 安德烈·卡托内：《人类命运共同体与马克思国际主义》，《世界社会主义研究》，2018 年第 12 期。

③ 袁正清、宋晓芹：《理解和平共处五项原则的传播——国际规范扩散的视角》，《国际政治研究》，2015 年第 5 期。

④External Publicity Division Ministry Of External Affairs Government Of India, Panchsheel, 2004, http://www.mea gov. in/Uploads/PublicationDocs/191_panchsheel. pdf.

⑤ 习近平：《论坚持推动构建人类命运共同体》，中央文献出版社 2018 年版，第 209、272、407、421、495、513 页。

的内涵。和平共处五项原则中包含 4 个'互'字、1 个'共'字,既代表了亚洲国家对国际关系的新期待,也表现了各国权利、义务、责任相统一的国际法治精神。"① 习近平主席在阐发人类命运共同体理念时,"互""相互""共""共同"也是出现频率最高的词。

二、人类命运共同体根源于马克思主义理论与中国传统智慧

作为马克思主义中国化的最新成果之一,人类命运共同体理念的提出与马克思主义的国际主义理论一脉相承。安德烈·卡托内指出:"马克思主义的普遍主义与为'构建人类命运共同体'而努力奋斗的倡议之间存在着非常密切的思想联系……西方的马克思主义者并没有完全理解构建'人类命运共同体'这个理念的伟大哲学意义与政治意义,以及它与深藏在工人运动 DNA 中的国际主义和马克思主义的普遍主义之间的密切联系。"②

有的国外学者对安德烈溢出的这一论断作出分析。英国学者罗思义(Ross)在一篇文章里从批判亚当·斯密(Adam Smith)的"道德情操论"讲起,分析了人类命运共同体的马克思主义思想来源。罗思义认为,亚当·斯密从哲学人类学的立场出发提出了人之天性中不仅有自私为己的一面,也有无私利他的一面。但马克思认为,亚当·斯密对人与人之间的交换活动出于利他人性是本末倒置,恰恰是"人类社会交换产品的实践最终启发人类产生交换的理念"。劳动分工也是如此。虽然亚当·斯密提出了"社会繁荣和个人福祉必然取决于大规模的劳动分工而非个人努力"的观点,但没有解决由劳动分工带来的个人利益与共同利益冲突问题,马克思则通过推翻亚当·斯密主张中的"倒置",即指出分工并非先出于观念"而首先是作为彼此有了分工的个人之间的相互依存关系存在于现实之中",解决了上述冲突。基于以上论证,罗思义进而提出,

① 习近平:《论坚持推动构建人类命运共同体》,中央文献出版社 2018 年版,第 128 页。
② [意] 安德烈·卡托内:《人类命运共同体与马克思国际主义》,《世界社会主义研究》,2018 年第 12 期。

国际劳动分工创造了世界利益共同体，习近平主席的人类命运共同体及相关理念则是这一思想的"一种更通俗的表述"。①

人类命运共同体还蕴含着中华传统文化基因。习近平主席指出："和衷共济、和合共生是中华民族的历史基因，也是东方文明的精髓。"②在阐述人类命运共同体时，习近平主席经常将之与古代中国"天下为公""天下大同"的思想相联系。国外学者对这一方面的研究比较感兴趣。如芬兰国际问题研究所研究员高玉麒（Jyrki Kallio）认为，"天下"在中国古代是一个抽象的概念，人类命运共同体是对它的当代继承，指导着当今中国在国际舞台上的活动。③法国学者、国际问题专家高大伟（David Gosset）则注意到人类命运共同体理念与《礼记·大同》篇以及近代孙中山、李大钊、康有为的大同思想一脉相承，认为它是 21 世纪中国对传统的大同社会及和谐思想的新表述。④

有的学者从跨文化的角度思考人类命运共同体的普遍性。古巴哈瓦那大学的苏纳米斯·法贝洛·康赛普西翁（Sunamis Fabelo Concepcion）博士认为，作为人类命运共同体重要实践形式的"一带一路"，基于特殊的东方文化概念，包括中国的政治文化，这种文化概念与拉美文化的诸多传统方面有共通之处。⑤德国席勒基金会创始人黑尔佳·策普－拉鲁什（Helga Zepp-LaRouche）由人类命运共同体联想到 15 世纪神学家

①[英]罗思义：《相比特朗普主义，习近平"命运共同体"为何赢得国际社会青睐？》，观察者网，http://www.guancha.cn/LuoSiYi/2017_07_14_418086.shtml，2017 年 7 月 14 日。

② 习近平：《论坚持推动构建人类命运共同体》，中央文献出版社 2018 年版，第 370 页。

③Jyrki Kallio, "Xi Jinping Thought And China's Future Foreign Policy: Multipolarity With Chinese Characteristics", August 16, 2018, https://www.fiia.fi/wp-content/uploads/2018/08/bp243-china-s-future-foreign-policy-1508. pdf.

④David Gosset, "From Chinese 'Renaissance' to Community of Shared Destiny", China Daily, June. 6, 2018.

⑤Sunamis Fabelo Concepción, "（X SEI）El desafío de Un Cinturón Una Ruta en elescenariolatinoamericano y cariberio : Cultivarsaberesy evaluarexperiencias parareducirincertidumbres, " March 20 , 2019 http ://politica-china.org/areas/politica-exterior/x-sei-el-desafio-de-un-cinturon-una-ruta-en -el-escenario-latinoamericano-y -caribeno -cultivar-saberes-y -evaluar-experiencias-para-reducir-incertidumbres.

尼古拉（Nicholas Cusanus）关于对立统一的认识论主张，认为前者体现了后者"所期望的超越现实的更高层次人类秩序"。[①]

三、人类命运共同体呼应了国际社会对共同发展的期望

人类命运共同体理念的形成基础，源自当今世界经济全球化和社会信息化的深入发展。习近平主席指出："经济全球化、社会信息化极大解放和发展了社会生产力，既创造了前所未有的发展机遇，也带来了需要认真对待的新威胁新挑战。""零和博弈、冲突对抗早已不合时宜，同舟共济、合作共赢成为时代要求。"[②]

如果说，人类命运共同体理念所倡导的四条基本原则中，"相互尊重、平等相待"是前提，"合作共赢"是方式手段，那么实现"共同发展"则是这一共同体的目标。所谓共同发展，主要是指发达国家和经济体与发展中国家和经济体一起实现发展，然而，既有的国际经济秩序是由发达国家主导建立的，对广大发展中国家的发展并不总是有利。

世界银行的《发展报告：可持续增长和包容性发展的战略》指出，1950 年以来，有 13 个经济体在 25 年甚至更长时间里取得了年均 7% 的经济增长高速率[③]，"这种现象之所以成为可能，是因为当今的世界经济比以往更开放、更融合"。该报告同时指出，广大发展中国家"需要有一个开放性的全球贸易体系，而且可能有必要允许发展中国家促进本国产品出口，直至这些国家的经济变得成熟、其竞争地位获得提高"[④]，

[①]Helga Zepp-LaRouche, "A Community of Shared Future for Mankind: The Strategic Perspective of China until 2050", https://schillerinstitute. com/blog/2018/10/30/a-community-of-shared-future-for-mankind-the-strategic-perspective-of-china-until-2050/.

[②]习近平：《坚持推动构建人类命运共同体》，中央文献出版社 2018 年版，第 105、253、343 页。

[③]13 个经济体主要集中在亚洲国家和地区，包括中国、日本、韩国、印度尼西亚、马来西亚、新加坡、泰国及中国香港、中国台湾，其他 4 个为巴西、阿曼、博茨瓦纳和马耳他。

[④]世界银行增长与发展委员会：《发展报告：可持续增长和包容性发展的战略》，孙芙蓉等译，中国金融出版社 2008 年版，第 2 页。

但与此同时，"各国高度相互依存的状况所需要的协调监管行动仍将面临能力有限的局面"①。报告在这里含蓄地指出了既有的国际经济秩序对于促进"包容性增长"的局限性。国际关系领域现实主义代表人物、美国普林斯顿大学教授罗伯特·吉尔平（Robert Gilpin）更明显地点出了既有国际政经体系落后于现实的问题："现有国际机构的权威与国际体系中潜力分配的变动之间的差距：尽管在 20 世纪下半叶经济权力发生了重大的变化，特别是经济权力开始向亚洲转移，可是国际货币基金组织、世界贸易组织和世界银行的决策权和责任继续主要掌握在美国手里，其次掌握在西欧手里。"②

国际社会对既有国际经济秩序无法支撑"包容性增长"的实施在20世纪70年代前后就已经形成共识。1964年第二届不结盟国家首脑在开罗举办会议时就已针对性地提出了建立国际经济新秩序的期望。1974年，联合国第2229次全体会议通过的《建立新的国际经济秩序宣言》指出："事实证明，在现有的国际经济秩序下，国际大家庭是不可能取得均匀和平衡的发展的。发达国家和发展中国家之间的鸿沟在这一种制度下继续扩大：这种制度是在大多数发展中国家甚至还没有作为独立国家存在的时候建立的，而且它使不平等状况持久保持下去……发达国家的利益同发展中国家的利益不能再互相分隔开，发达国家的繁荣和发展中国家的增长和发展是紧密地互相关联的，整个国际大家庭的繁荣取决于它的组成部分的繁荣。"基于此，《建立新的国际经济秩序宣言》进一步提出："我们一致决心紧急地为建立一种新的国际经济秩序而努力，这种秩序将建立在所有国家的公正、主权平等、互相依靠、共同利益和和合作的基础上，而不问它们的经济和社会制度如何，这种制度将纠正不平等和现存的非正义并且使发达国家与发展中国家之间日益扩大的鸿沟有可能消除，并保证目前一代和将来世世代代在和平和正义中稳定地加速经济

---

① 世界银行增长与发展委员会：《发展报告：可持续增长和包容性发展的战略》，孙芙蓉等译，中国金融出版社 2008 年版，第 9 页。

② [美] 罗伯特·吉尔平：《全球资本主义的挑战：21 世纪的世界经济》，杨宇光、杨炯译，上海人民出版社 2001 年版，第 10—11 页。

和社会发展。"①

　　然而，近半个世纪以来，建立新的国际经济秩序的努力并没有太多成效，相反，近年来西方发达经济体内的保护主义、民粹主义有愈演愈烈之势。在这种历史背景下，人类命运共同体的提出便有了切中时弊的意义。

　　俄罗斯人民友谊大学教授尤里·塔夫罗夫斯基（Yury Tavrovskiy）注意到，习近平提出构建人类命运共同体"是基于对近期世界遭遇的诸多问题的原因分析"，"他坚信造成此问题的大部分原因不是全球化，而是与全球化这一积极进程不匹配的全球治理机制"。②高大伟认为："人类命运共同体的伟大征程将是应对反全球化、极端民族主义的良药。"③

　　西班牙中国政策观察网主任胡里奥·里奥斯（Julio Rios）认为，面对不能有效应对全球化的体制框架，尽管制度架构经常被世界的经济和政治现实所取代，但中国正在推动全球治理的实质性变革，而西方对变革的抵制是一种软弱无能的表现。④波兰学者阿纳斯塔斯·瓦格里（Anastas Vangeli）认为，由于中国提倡人类命运共同体理念，"一带一路"构想正被视为一种不同于西方主导的经济全球化，在发展经济学家倡导的"包容性全球化"面对困境、贸易保护主义和经济民族主义抬头的今天，"一带一路"构想为世界和中国提供了一种救弊方案。⑤

　　共同发展是人类命运共同体理念的核心要义。据不完全统计，在习近平主席《论坚持推动构建人类命运共同体》一书中，共同发展一词出现超过 130 次。从实践层面来看，广大发展中国家从与中国的交往合作

①1974 年 5 月 1 日联合国大会第 2229 次全体会议通过的第 3201（S-VI）号决议，https://www.un.org/zh/documents/view_doc.asp? symbol=A/RES/3201（S-VI）.

②《北京要求取得全球领导权》，俄罗斯《独立报》，https://www.chinaru.info/News/shizheng yaowen/50069. shtml.

③常红、姚雪：《人类命运共同体何以获得全球认同》，人民网，http://world.people.com. cn/nl/2018/0124/c1002-29782973.html，2018 年 1 月 24 日。

④严喻：《中国为全球治理注入新动能》，中华人民共和国中央人民政府网站，http://www. gov.cn/xinwen/2018-11/12/content_5339440.htm，2018 年 11 月 12 日。

⑤Anastas Vangeli, "Is China the Potential Driver of a New Wave of Globalization?" May 27, 2017, http://theconversation. com/is-china-the-potential-driver-of-a-new-wave-of-globalisation-71575.

中也真实地感觉到，共同发展绝非"中国首脑口头表达的单纯意愿"。南非总统拉马福萨在 2018 年的"中非合作论坛"上指出："中国是最为可以信赖的、照顾彼此关切的、能够带来实实在在利益的最好的合作伙伴，已成为广大非洲国家的普遍共识。'中非合作论坛'成立 18 年来，中国始终在促进广大非洲国家的工业化、基础设施建设、包容性增长和创造就业机会等方面提供助力。"①

四、国际社会认为应为构建人类命运共同体"提供更多的空间"

中国在新一轮逆全球化风潮中高扬人类命运共同体理念，继承了和平共处五项原则的优良传统，发展了马克思主义的国际主义思想，为各国尤其是发展中国家实现包容性共同发展开辟了新路，赢得了国际社会的广泛瞩目和欢迎。国外学者们在解读阐释人类命运共同体理念的同时，也从不同角度提出了推进构建人类命运共同体的期望和建议。

第一，国外学者普遍认为国际社会尤其是西方发达国家应该为中国提供更多的空间，促进中国在全球治理中发挥更大作用。

尤里·塔夫罗夫斯基提出："在现有世界秩序迅速衰落的条件下，人类亟须积极和长期的发展观。中国提供的观点不是建立在抽象的推理上，而是建立在自身经验的基础上。新学说会继续发展和完善，正如'一带一路'倡议那样。"②美国内部的有识者也认识到，作为旧秩序的领导者，美国应该以更开放的胸怀审视中国对于改革现有秩序的表现。例如，在 2016—2017 年中美联合开展的一项美中关系研究中，美方报告认为："中国的主要目标是促进全球治理改革，从由美国领导的体系向有利于更广泛的利益共同体的多级体系转变，特别是照顾到发展中的、非民主国家。美国应该鼓励中国逐渐承担更多的全球责任而不是总是怀疑其参与国际

① 《南非总统拉马福萨：中非命运共同体基于平等面向人民》，2018 年中非合作论坛北京峰会官方网站，https://focacsummit.mfa.gov.cn/chn/zpfh/t1593119.htm，2018 年 9 月 7 日。
② 《俄媒述评："人类命运共同体"引领中国外交》，参考消息网，http://column.cankaoxiaoxi.com/g/2017/1226/2249452.shtml，2017 年 12 月 26 日。

事务的意图。"①

第二，国外学界普遍期待中国与美国能够避免对抗，携手推进国际新秩序的改革。

国际关系领域现实主义代表人物罗伯特·吉尔平认为，新型大国与其他国家之间只有达成均衡才能保证和平与繁荣的增长。② 美国前国务卿亨利·基辛格（Henry Alfred Kissinger）在《论中国》中也谈到，中美关系的未来不取决于抗争性的胜利，而取决于是否能找到一种有效的沟通方式，并就世界秩序和公平正义达成共识。基辛格指出，"中美关系的恰当标签应是'共同进化'"。基辛格表示，期待着"太平洋共同体的出现"。③ 对此，西班牙驻华大使欧亨尼奥·布雷戈拉特（Eugenio Bregolat）评价道，基辛格的观点"与习近平提出的'人类命运共同体'、合作共赢的'新型国际关系'这两个概念不谋而合"。④

第三，国际社会普遍希望通过对华增进互信。

美国学者、韩国亚洲研究所所长贝一明（Emanuel Pastreich）认为，习近平用"文明交流互鉴"来描述人类前进的进程，提出了"超越西方后启蒙时代的价值观和方法体系以及具有普遍性的人类经验"，"习近平反复使用'平等对话'一词表明，单一文明的绝对权威需要被持续对话所取代"。⑤ 澳大利亚前总理陆克文（Kevin Rudd）指出："国际社

---

①Melanie Hart, Elizabeth C. Economy, and Paul Gewirtz, "Global Governance Issues in U.S-China Relations", in CSIS ed., Joint US-China Think Tank Project on the Future of US-China Relations: An American Perspective, July 2017, Https://csis-prod. s3. amazonaws. com/s3fs-public/publication/170505_US_Report. pdf.

②Daniel W. Drezener, "Robert Gilpin, R.I.P", July 25, 2018, https://www.washingtonpost.com/news/potseverything/wp/2018/07/25/robert-gilpin-r-i-p/.

③[美] 亨利·基辛格：《论中国》，胡利平等译，中信出版社 2012 年版，第 515 页。

④[西班牙] 欧亨尼奥·布雷戈拉特：《世纪纪念：100 年前的"双 11"是千百万人用生命换来的停战日》，郭贞杉译，http://cn.chinadaily.com.cn/2018-11/11/content_37239631.htm?from=groupmessage&isappinstalled=0，2018 年 11 月 11 日。

⑤Emanuel Pastreich, "America's Clash of Civilizations Runs Up Against China's Dialogue of Civilizations", https://fpif.org/americas-clash-of-civilizations-runs-up-against-chinas-dialogue-of-civilazations/.

会要认真对待中国的邀请，与中国对话，坦诚而直率地讨论地区和全球在未来'全球命运共同体'中究竟想要什么。欧盟想要什么？东盟想要什么？……美国究竟想要什么？在这样的对话中，《联合国宪章》、布雷顿森林体系、《世界人权宣言》，以及各种区域组织的章程中所确立的价值观应如何得到维护？"[1] 外交政策智库阿列夫政策计划（Aleph Policy Initiative）的研究报告指出，中国对外高调倡导构建人类命运共同体，意味着中国绝不会轻易背弃这一理念。[2] 陆克文进一步指出："中国对未来有明确的看法，国际社会也是时候有一个明确的看法了。"[3]

第四，国际社会希望中国能够区别各国不同的国情，在推动构建人类命运共同体时"因国施策"。

《华尔街日报》评论员彼得·洛夫特斯（Peter Loftus）认为，阻碍东亚一体化的一个重要因素就是该地区各国政治、经济与文化上的多样性。印度裔加拿大学者阿米塔夫·阿查里亚（Amitav Acharya）也提出，东盟国家要想实现一体化也困难重重，务实地推进松散的一体化才可行，这些问题又都会给中国在该区域构建共同体带来阻碍。[4]

波兰学者阿纳斯塔斯认为，印度与欧洲在加入中国倡导的"一带一路"构想上离中国的期望还较远，中印之间尚存悬而未决的边境问题，他建议维持"一带一路"构想的开放性，从而使其成为人类命运共同体理念指导下的真正可替代的全球化方案。[5]

吉尔吉斯斯坦中亚大学的凯梅尔·托克托姆舍夫（Kemel Toktomushev）

①[澳]陆克文：《习近平、中国和全球秩序：2018年中央外事工作会议的影响》，https://asiasociety.org/sites/default/files/2019-03/The%20Avoidable%20War%20-%20Full%20Report%20%5BCHINESE%5D.pdf.

②Aleph Policy Initiative, "China's Ambitions to Become a New Kind of Power", April 15, 2017, https://alephpolicy.org/chinas-ambitions-to-become-a-new-kind-of-power/.

③[澳]陆克文：《可避免的战争》，https://asiasociety.org/sites/default/files/2019-03/The%20Avoidable%20War%20-%20Full%20Report%20%5BCHINESE%5D.pdf.

④Peter Loftus, "How China's Community of Common Destiny Will Change Asia", April 14, 2016, http://www.dukenex.us/peter-loftus-how-chinas-community-of-common-destiny-will-change-asia.html.

⑤Anastas Vangeli, "Is China the Potential Driver of a New Wave of Globalisation?"

强调，不能简单把中亚视为一整个地区，国际援助机构常常在中亚各国采取同样的办法是不恰当的，应采取不同的干预措施，为中亚各国提供双赢方案。①

面对构建"一带一路"可能面临的困难和挑战，古巴学者苏纳米斯认为，减少风险的办法不是抵制它，而是要不断推进该倡议，并在此过程中显示出中国解决问题的能力。②

（唐磊，中国社会科学院国际中国学研究中心副主任、研究员）

①Kemel Toktomushev, "Building a Community of Common Destiny in Central Asia", Jan 27, 2017, https://www.chinausfocus.com/foreign-policy/building-a-community-of-common-destiny-in-central-asia.
②Sunamis Fabelo Concepción, "(X SEI) El desafío de Un Cinturón Una Ruta en elescenariolatinoamericano y cariberio: Cultivarsaberesy evaluarexperiencias parareducirincertidumbres,"

人类命运共同体理念对外传播的态势与挑战

▼

中共十八大以来，以习近平同志为核心的党中央深刻洞察人类命运前途和时代发展趋势，敏锐把握中国与世界关系的历史性变化，提出了打造人类命运共同体的重要倡议。中共十九大报告将构建人类命运共同体明确为中国特色大国外交的重要内容。作为中国对外传播的核心话语，人类命运共同体理念在过去几年得到了全方位、立体式传播，赢得了广泛的国际认同，国际社会对这一理念的认识和了解不断加深。不过，受到意识形态、大国关系变化以及新冠疫情等多重因素影响，人类命运共同体理念的对外传播仍面临严峻挑战，这要求中国采取更为灵活和有针对性的方式加以应对。

一、人类命运共同体理念对外传播态势

人类命运共同体理念提出以来，随着中国对外宣介力度的加大，国际舆论对这一理念的关注度不断上升，但国际舆论场却日益分化，广大发展中国家对中国的这一理念表示认同和支持，而西方国家多持"零和思维"看待人类命运共同体理念。

（一）国际舆论关注度总体呈波动上升态势

"命运共同体"一词在中共十八大报告中就已出现，习近平主席 2013 年在莫斯科国际关系学院演讲时首次概述了"人类命运共同体"理念的内涵，并在之后的几年中围绕这一理念进行了系统解释、阐发。国际舆论对人类命运共同体的认识不断深入，国际媒体的报

道量呈现上升趋势。通过Factiva媒体数据库，对人类命运共同体的英、中文报道①进行检索，境外媒体近年报道量分布如下：

从检索结果看，境外中文报道量要高于英文报道量，二者总体走势基本一致：2015年均出现小的报道高峰，2016年有所下滑，2017年再度大幅攀升；2018年中文报道攀升，英文报道有所回落；2019年中英文报道都有所回落，2020年报道与2019年或大致持平。梳理境外中、英文相关报道发现，外媒围绕人类命运共同体报道的时间节点，基本与中国举办重大主场外交活动或领导人参加的重要活动的时间相吻合，报道内容多为中国领导人阐释、强调人类命运共同体的内涵。比如，2017年报道量之所以大幅攀升主要是受到高访外交和主场外交的影响，习近平主席出席达沃斯世界经济论坛，中国举办"一带一路"高峰论坛、厦门金砖峰会、中国共产党与世界政党对话会，中共十九大将构建人类命运共同体作为中国特色大国外交的重要内容，这些活动和会议提升了外媒相关报道量。

（二）中国通过多样化方式宣介人类命运共同体

构建人类命运共同体是习近平新时代中国特色社会主义思想的重要内容，中国近年来通过多样化的方式对人类命运共同体理念进行了全方位、立体式传播。

高访外交、主场外交、元首外交是重要的宣介方式。从习近平主席2013年3月在俄罗斯莫斯科国际关系学院提出树立"你中有我、我中有你"命运共同体意识的重大倡议开始，构建人类命运共同体的重大命题经历了一个由外交政策思路，到外交战略理念，再到国际战略理念的过程。此后习近平主席又相继提出了中华民族命运共同体、周边命运共同体、亚洲命运共同体、亚太命运共同体、中非命运共同体、中拉命运共

---

① 英文关键词取常用的3组译法："a community of common destiny for mankind/humanity" "a community of shared destiny for mankind/humanity" "a community of shared future for mankind/humanity"；中文关键词取"人类命运共同体""命运共同体"，2020年统计时间截至10月31日。

同体、海洋命运共同体、网络空间命运共同体和核安全命运共同体等倡议。[①]2015年9月，在联合国成立70周年峰会上，习近平主席再次阐述人类命运共同体理念。2017年1月，习近平主席在日内瓦万国宫的演讲中指出，构建人类命运共同体就是"让和平的薪火代代相传，让发展的动力源源不断，让文明的光芒熠熠生辉"。[②]在2018年上合组织青岛峰会、2019年亚洲文明对话大会等重要主场外交活动上，习近平主席再次发出共同打造命运共同体的呼吁。2020年，面对突如其来的新冠肺炎疫情，习近平主席在二十国集团领导人特别峰会上等多个场合强调，中方秉持人类命运共同体理念，愿同各国开展抗疫合作，各国应联手打造人类卫生健康共同体，人类命运共同体的内涵更加丰富。

除了外交层面的推广和传播，中国也在不断拓展对外传播渠道，创新传播内容和形式，向世界阐释人类命运共同体思想。《习近平谈治国理政》第一、二卷陆续译为英、法、俄、阿、西等20多个语种，发行到世界100多个国家和地区，至今已经累计发行超过1100多万册。2019年8月，《论坚持推动构建人类命运共同体》的法文版出版，收入习近平主席论述人类命运共同体的重要文稿85篇，英文版和法文版对于国外读者深入了解人类命运共同体理念具有重要意义。[③]

（三）国际舆论场日益呈现分化态势

人类命运共同体理念强调和平与安全，通过推进新型全球化，推动人类携手发展，确立人类美好未来发展道路。它顺应了人类发展进步的潮流，倡导满足人类长远发展诉求和利益，将国家发展与人类发展紧密

① 刘恩东：《打造人类卫生健康共同体的时代价值》，人民网，http://theory.people.com.cn/n1/2020/0327/c40531-31651299.html，2020年3月27日。

② 李淑文、刘婷：《人类命运共同体对外传播的现实困境与实践路径》，《出版发行研究》，2019年第5期。

③ 温祖俊：《人类命运共同体理念的传播现状与改进策略》，《对外传播》，2019年第11期。

相连，具备全球视角和未来眼光。① 人类命运共同体理念因此受到国际社会的广泛认同。

中国外文局当代中国与世界研究院与调查机构凯度集团在全球 22 个国家进行的民调显示，国际社会对人类命运共同体积极意义的认可度逐年上升，六成以上的海外受访者认可人类命运共同体理念对个人、国家、全球治理的积极意义。② 不仅海外民众对人类命运共同体持积极看法，国际组织同样认可这一理念。从 2017 年 2 月以来，人类命运共同体理念已多次被写入联合国决议。例如，2017 年 2 月 10 日通过的"非洲发展新伙伴关系的社会层面"决议，呼吁国际社会本着合作共赢和构建人类命运共同体的精神，加强对非洲国家经济社会发展的支持。2017 年 3 月 23 日，联合国人权理事会第 34 次会议通过了关于"经济、社会、文化权利"和"粮食权"的两个决议，明确表示要构建人类命运共同体，人类命运共同体理念首次载入人权理事会决议。同年 11 月 1 日，"防止外空军备竞赛进一步切实措施"和"不首先在外空部署武器"两份安全决议通过，构建人类命运共同体理念再次载入联合国决议，也是这一理念首次纳入联合国安全决议。2020 年 11 月，人类命运共同体理念又一次被写入"不首先在外空部署武器"决议，③ 充分彰显了这一理念的国际感召力。

但在国际舆论场中，一些西方国家仍持"有色眼镜"看待中国提出的理念和主张，用"零和思维"解读"人类命运共同体"理念。西方一些媒体和智库发表文章和报告对人类命运共同体的内涵、中国提出的目的和动机、构建人类命运共同体的前景等进行负面解读。比如，加拿大亚太基金会发布报告称，中国领导人提出的"中华民族伟大复兴的中国

---

① 王丹、孙敬鑫：《做好人类命运共同体理念的对外传播》，《当代世界》，2018 年第 6 期。
② 《报告显示：中国整体形象好感度继续上升》，新华网，http://www.xinhuanet.com/politics/2020-09/15/c_1126496381.htm，2020 年 9 月 15 日。
③ 《人类命运共同体理念又一次写入联合国外空决议》，新华网，http://www.xinhuanet.com/2020-11/07/c_1126710616.htm，2020 年 11 月 7 日。

梦"要求加拿大和所有西方国家臣服于中国主导的"人类命运共同体"，该共同体由"一带一路"全球基础设施项目连接。《外交政策》杂志2018年发布《软实力的兴衰》报告称，中国提出人类命运共同体理念是为提升中国软实力。对于近年来中国加大力度宣介中国理念和主张，西方国家的警惕性日渐增强。

二、国际舆论对人类命运共同体理念的基本认知

总体来看，国际舆论对人类命运共同体理念的认知观点多元，既有正面积极声音，也有攻击、指责和抹黑。有媒体能够理性看待"人类命运共同体"这一理念相较于西方"零和"思维的优越性，也有不少媒体惯性采用"威胁论"的视角审视这一理念，认为这体现中国的"天下观"，预示中国有意成为全球领导者。

（一）人类命运共同体理念超越西方的"零和"思维

构建人类命运共同体是中国为应对全球共同挑战和建设美好世界而提出的"中国方案"，是对近代以来欧美方案的超越，这一倡议在国际舆论中引起共鸣。美国"外交学者"网站刊登学者雅各布·马德尔的评论文章认为，人类命运共同体描述的是一个相互合作的世界，它以双赢为前提，是一种取代西方"落后"模式（零和思维）的"新型"国际关系理念。美国《福布斯》网站引述专家观点称，如果说人类命运共同体有政治含义，这个含义就是尽力找到避免对抗的新途径，尽力找到避免我们在冷战年代体会到的国际社会分裂的新途径。英国广播公司引述国际问题专家的话称，中国提出的人类命运共同体概念符合全球发展大趋势，是未来人类发展的新愿景。苏丹政治分析人士穆罕穆德·哈桑·赛义德博士在泛非通讯社撰写评论文章称，习近平主席提议构建"人类命运共同体"是为了解决国际关系间存在的问题，建立一个消除战争与冲突、实现普遍繁荣发展的人类社会。

（二）中国抗疫努力诠释了人类命运共同体理念

中国在努力控制国内疫情的同时，也不断加强国际抗疫合作和援助，充分彰显了中国的大国责任和担当，受到国际舆论的高度评价。西班牙"中国政策观察网"指出，中国提供的国际援助是对其在疫情最严重时期获得的国际帮助的一种报答，也是作为一个大国采取的负责任的行动，为了更好理解中国的国际援助行动，人们有必要了解中国的全球治理理念"人类命运共同体"。俄罗斯《莫斯科共青团员报》2020年3月报道称，北京还没有取得这场战争的最终胜利，但满载口罩、药品、必要医疗设备的飞机，已从中国飞向多个国家，中国领导人承诺提供防疫援助，并呼吁基于人类命运共同体理念，加强国际防疫合作，这生动地彰显了人类命运的休戚与共。中国改革友谊奖章得主库恩在外媒撰文指出，就疫情而言，中国所呼吁建立的"人类命运共同体"是一个伟大的具有多用途的愿景；中国的"人类命运共同体"愿景敦促所有国家为了共同利益采取行动，它符合我们这个动荡时代的需求。

（三）倡议构建人类命运共同体凸显中国成为"全球领导者"

随着西方近年来遇到难民危机、福利危机以及输出颜色革命不断受挫，西方作为全球经济发展引领者、世界和平维护者、政治争议解决者及科技文明领先者的角色大大降低，中国适时提出构建人类命运共同体，不仅填补西方留下的空白，而且引领国际潮流。香港《东方日报》认为，将构建"人类命运共同体"作为全球治理的政治号召，向各方传递出成为全球领袖的雄心，这是中国外交战略的重大转变。台湾报纸称，构建"人类命运共同体"将推动中国走近世界舞台中央，反映了中国外交思维的重大转变，中国无可避免地将成为全球体系的"引领者"。美国《国家利益》杂志刊文称，习近平治下的中国正在国际上推动建立"人类命运共同体"，这旨在改变国际环境，使国际环境与中国的治理模式兼容进而令中国成为"全球领导者"。

（四）构建人类命运共同体体现了中国的"天下观"

人类命运共同体是立足人类命运前途和时代发展趋势提出的新理念，不过有西方媒体持有偏见，认为日益强大的中国提出的这一理念意在打造以自己为中心的全球秩序。《澳大利亚人报》刊发评论称，"人类命运共同体"成为中国开展地区及全球交往时反复提到的流行词，这让人联想到中国古代的"天下观"，中国在其中扮演着领导角色。德国之声引述伦敦经济学院学者威廉·卡拉汉（William Callahan）的观点称，"中国梦"和"人类命运共同体"等提法也表明，中国想要的不仅是经济合作，而是想建立起以中国为中心的地区和世界秩序。《国家利益》杂志刊登美国安全中心学者迈尔（Patrik K. Meyer）的文章称，中共未来将以中国传统的"天下观"来塑造其推行扩张主义的道德正当性，中共一直主张建立一个致力于推广共同价值，并让世界不同文化平等发展的"世界政府"。

（五）构建人类命运共同体面临诸多挑战

有舆论认为，面临当前的国际环境，中国打造"人类命运共同体"面临诸多挑战，这些观点归结起来有以下几点。首先，中国外交行动与中国倡导的理念必须做到言行合一。英国广播公司引述新加坡国立大学教授黄靖的观点认为，中国构建"人类命运共同体"的倡议能否顺利推行，在于中国能否说服别人，在于中国的外交行动能否与"人类命运共同体"理念一致，做到言行合一。其次，中国必须使周边国家真正消除对自身发展的"恐惧"。《澳大利亚人报》评论称，中国想同周边国家建立命运共同体，却在南海问题、东海问题上令"周边国家恐惧"，在这种情况下构建命运共同体并不现实。再次，构建命运共同体必须首先构建利益共同体。国际战略研究中心（CSIS）在一份研究报告中称，构建人类命运共同体必须首先构建利益共同体，中国必须向周边国家阐明意图，使其确信合作的互利双赢，只有这样周边国家才会更有责任感、动力为合作付出努力。

三、人类命运共同体理念对外传播面临的主要挑战

"人类命运共同体"是中国对外传播的核心政治话语之一，虽然国际社会对人类命运共同体理念的认知在不断加深，也受到国际社会的广泛认可，但这一理念当前在海外的传播仍面临较为严峻的挑战。

（一）美国对华战略调整恶化了国际涉华舆论环境

近年来，美国调整对华战略，将中国视为战略竞争对手，在外交、军事、经济等各领域打压中国。在舆论层面，美国也加大了对中国的围堵，在将中国多家官方主流媒体列为外交使团的同时，也威胁关闭中国在美开设的孔子学院。美国极力塑造一种国际氛围，即中国在全球开展意识形态渗透，这在某种程度上加剧了其他西方国家对中国的防范与警惕。不仅美国自身全方位遏制中国，美国还极力拉拢西方国家对抗中国，试图构建反华全球联盟。西方国家选边站队，西方舆论也追随美国，聚焦中国涉疆、涉藏、涉港、涉台等议题，丑化抹黑中国形象。西方舆论人为地炮制"中国威胁论"，夸大中国对西方的威胁，导致中国国际传播面临极为严峻的外部形势。国际舆论环境总体呈现恶化趋势，这种趋势在短期内恐难改变，在这种时空背景下，中国理念、中国主张、中国方案的传播遭遇到前所未有的阻力。

（二）新冠肺炎疫情搅动国际涉华舆论场

新冠疫情是百年一遇的重大公共卫生危机，致使上百万人死亡，这次危机不仅对国际秩序、全球治理、国家间关系产生严重冲击，也深刻影响了国际舆论场。在这场公共卫生危机面前，国家间的治理效能差异得到充分的展现。疫情虽然在中国首先暴发，但中国举全国之力，在较短的时间内控制住疫情蔓延，疫情阻击战取得决定性进展。在做好国内疫情防控的同时，中国竭尽所能，积极开展国际抗疫合作，

向其他疫情肆虐的国家提供了大量防疫物品。而反观美国等西方国家，政府应对乏力，疫情肆虐蔓延，疫情感染、死亡数量不断攀升。一些疫情防控不力的西方国家为了转移国内民众注意力，不遗余力地"甩锅"、推责，并将矛头直指中国，将疫情暴发的责任归咎于中国，污名化中国抗疫努力，丑化抹黑中国政府。对于中国开展国际疫情合作，西方国家、西方舆论表现出复杂的心态，对中国的国际抗疫努力指指点点。对于疫情期间中国宣介人类命运共同体理念，西方舆论持抵制态度，声称中国在搞"大外宣"。

（三）西方国家对中国的意识形态偏见根深蒂固

中国和西方国家在社会制度、政治制度、历史文化背景等各方面均存在巨大差异，西方国家长期对中国持有意识形态偏见。进入 21 世纪以来，随着经济快速发展，中国的国际影响力也在不断提升，中国日益走近世界舞台中央，国际格局呈现出"东升西降"态势，世界的经济重心逐渐由大西洋沿岸转移到亚太地区。与这种国际秩序转型相伴随的是西方国家的"不适应"，西方国家对中国的防范和警惕心理不断增强。在中美关系出现重大变化、疫情来袭的背景下，西方舆论强化了对"中国威胁"的认知，对中国的理念、主张、方案更为警惕。在西方舆论场里，中国做什么都是"错的"，疫情在中国暴发是中国的错，中国帮助其他国家抗疫就是为了"谋取私利"。在历史、现实原因等多重因素作用下，中国理念的对外宣介难度加大，人类命运共同体理念的对外传播困难重重。

四、人类命运共同体理念对外传播建议

在新的时代背景下，做好人类命运共同体理念的对外传播尤其要注重方式方法，既要树立对外传播的战略思维，又要重视对外传播策略的精细化选择。

（一）推动将"人类命运共同体"打造成国际规制话语

从传播实践看，对于理念的宣传，在国际机构、国际组织内制度化的传播往往是较为有效和理想的方式。近年来，人类命运共同体理念在联合国内的传播已经取得突破：联合国安理会、联合国人权理事会、联合国负责裁军和国际安全事务委员会等纷纷将"人类命运共同体"纳入其决议。这种制度性的传播手段之所以效果较好，因为理念一旦写入决议，即意味着其拥有"合法性"，得到国际社会的认可。中国可继续加强在联合国及其他国际机构、组织的推广和宣传力度，让更多机构、组织在制度层面接纳这一中国理念。打造国际规制话语权是世界大国增强国际话语权的重要方面，中国对此应予以重视。

（二）重视人类命运共同体理念在第三世界和周边国家的传播

近年来，随着中西方战略博弈的加剧，国际舆论场呈现分裂态势，日益分裂成两大阵营，这在涉疆、涉藏、涉港等敏感议题上体现得尤为明显。每当西方国家在联合国机构发起对中国的谴责和攻击，俄罗斯、古巴、柬埔寨等一大批发展中国家便纷纷站出来发声支持中国的立场与主张。做好人类命运共同体理念的对外传播要重视这些国家，这些国家与中国有着相似的发展经历、发展目标，自然对构建人类命运共同体有着广泛的共鸣。面对国际舆论场的复杂舆论图景，我们不能只把目光盯着西方舆论，西方舆论也只是国际舆论场的一部分，广大发展中国家和周边国家的舆论同样重要，并且中国与这些国家和地区有更多的利益交集。中国应坚定自信，加大力度向更容易接受这一理念的国家和地区推广和宣介。

（三）人类命运共同体理念的对外传播应具象化

"人类命运共同体"不是一个空洞的概念，而是有具体发展成果作为支撑。中国领导人近年来提出了中华民族命运共同体、周边命运共同体、亚洲命运共同体、亚太命运共同体、中非命运共同体、中拉命运共同体、海洋命运共同体、网络空间命运共同体和核安全命运共同体等倡议，每一个共同体建设都硕果累累，尤其是"一带一路"的成果普遍落地，世界各国从中获益。在这种背景下，中国强化人类命运共同体理念的对外传播，应尤其注重以具象性的发展成果作为传播媒介，具象化的方式更容易为受众所理解、接受。另外，面对来势汹汹的新冠疫情，中国积极开展国际抗疫合作与援助，演绎了一场构建人类卫生健康共同体的生动实践。随着中国研发的疫苗上市，中国将援助周边国家和非洲国家等广大发展中国家，这些都是中国构建人类命运共同体的鲜活素材，我们应认真加以总结提炼，用具体的事例讲好中国真正致力于构建人类命运共同体的故事。

（许启启，中国外文局当代中国与世界研究院助理研究员）

对外讲好中国抗疫故事，巩固大国大党国际形象

▼

作为首个取得疫情防控重大战略成果的国家，我国疫情防控情况一直为国际舆论高度关注。我国政府在坚强领导本国抗疫斗争的同时，助力全球抗疫，展现出负责任大国和百年大党的道义担当。多数国家政府、政党以及国际组织对我国抗疫决策与国际合作倡议表示尊重、理解和支持，构建人类命运共同体理念和中国特色社会主义制度优势也越来越多地为世界各国人民所了解和传播。

当前在做好疫情防控的基础上，应积极谋划在当前和今后一段时期向国际社会讲述好中国抗疫故事，通过政党对话、智库外交、青年交流等进一步巩固大国大党的国际形象，增强我国全球话语权和国家软实力。

一、中国助力全球抗疫展现出负责任大国和百年大党的道义担当，赢得国际社会广泛赞誉

习近平主席指出，疫情没有国界，世界各国是休戚与共的命运共同体。面对新冠疫情这一人类共同的敌人，中国人民的艰苦努力为世界各国防控疫情争取了宝贵时间，作出了重要贡献。在新冠肺炎疫情全球蔓延的困难时刻，中国在做好防控的同时，在力所能及的情况下，积极为国际社会提供防护用品、分享专业技能和交流治理经验。中国正式加入"新冠肺炎疫苗实施计划"，并同世卫组织等发起方保持密切沟通，为把疫苗作为全球公共产品，实现发展中国家的可及性和可负担性而共同努力。柬埔寨、老挝、巴基斯坦等越来越多的国家接收到来自中国的疫苗，并迅速展开接种，中国用实际行动践行"人类命

运共同体"理念。

中国的援助展现出负责任大国和百年大党的道义担当，以实际行动诠释了构建人类命运共同体的应有之义，国际舆论有利于我国的声音在不断增强。来自130多个国家300多个政党和政治组织的共600多人次向习近平总书记和中共中央发来电函，声援和支持中国共产党领导的抗疫斗争。许多政要、国际组织负责人、中国问题专家等有识之士接受访问或在国际主流媒体撰文，对我国助力全球抗疫做法表示赞赏。

许多海外人士通过了解中国经济社会发展、抗击疫情的全球担当和人类命运共同体建设、共谋全球生态文明、坚持多边主义倡导合作共赢等，真正去思考和体会"中国共产党为什么能"、"马克思主义为什么行"、"中国特色社会主义为什么好"，从而对中国之治有了更加深刻的认知，主动去理解和认同中国故事。

比如，德国在默克尔总理的带领下，其官方关于中国的主流叙事总体上是正面的，间有不和谐的声音但没有形成大的气候。而且德国作为欧盟的主要成员国和领先经济体，其态度对整个欧盟具有正向的影响。中欧高层保持了密切互动，不久前双方完成中欧投资协定谈判，为中欧战略合作增强了基础。我们预期，欧洲受众对中国故事的理解和认同也将从正面得到体现。再比如，在非洲国家、阿拉伯多数国家、一些拉美国家和周边国家，认可中国在疫情期间的表现和成绩，特别是许多国家学习借鉴中国抗疫经验、进口中国生产的疫苗等，特殊时期中国的支持也得到了这些国家人民真诚的欢迎。

塞尔维亚总统武契奇说中国是最有资格分享抗击疫情经验的国家。南非非洲人国民大会总书记马加舒尔表示，中国共产党同世界各国政党及时分享防疫经验，体现了中国共产党对全球公共卫生安全高度负责的态度，彰显了构建人类命运共同体的使命担当。联合国秘书长古特雷斯表示，联合国感谢中方为当前处境困难的国家抗击疫情提供援助，赞赏中国同发展中国家分享疫情防控经验，并提供医疗物资和疫苗医药等宝贵援助。世卫组织总干事谭德塞表示，中方行动速度之快、规模之大，世所罕见，展现出中国速度、中国规模、中国效率，我们对此表示高度赞赏。这是中国制度的优势，有关经验值得其他国家借鉴。澳大利亚著名中国问题专家马克林教授认为，中国向韩国、日本、伊朗等国家伸出援手，提供试剂盒或派出医疗专家小组等，显示了抗击疫情的国际合作风范。芬兰国际问题研究所高级研究员高玉麒认为，援助被新冠大流行严重打击的国家为中国赢得了国际声誉，同时也表明中国认真践行人类命运共同体的理想。

二、警惕对华污名化、阴谋论沉渣泛起混淆视听

在全球危机中发挥领导作用是国际社会对大国的期待。中国抗疫决策与成效为我国提升国际话语权、增强全球软实力营造了良好的舆论环境，但在全球民粹主义、文化排外主义抬头的背景下，对华污名化、阴谋论也不时沉渣泛起混淆视听。

总体上发达国家尤其是美国媒体依然维持着塑造国际舆论的优势，强势传播其价值观和政治意图，极力打压我主流媒体，抢夺话语主导权。西方媒体动辄对我国对外工作贴上"口罩外交""战狼外交"等贬损标签，无论我国怎么做，他们都热衷于从负面解读。国际政商学界有一些人过于依赖美国媒体的疫情报道，甚至为此质疑世卫组织官方消息。

例如，一些西方对华鹰派及所谓"意见领袖"对我国在抗疫中展现的国际领导力表现出偏见和不安心态，并借助动员国内民粹主义基本盘和保守主义社会心理等对我进行无端指责，炮制了许多污名化言论：有以"东亚病夫""华人病毒"叫嚣种族歧视的，有以"切尔诺贝利""过度反应"诋毁中国之治的，有以"台湾加入世卫"妄图以疫谋独的，有以"外资逃离""供应链断裂"唱衰经济前景的，等等。不难发现，针对中国抗疫的污名化大多并不新鲜，大都可以从历史上找到其蓝本。一些鹰派热衷于搞这种"新瓶装旧酒"的把戏混淆视听，其实质是为其国内利益集团和选举政治服务。

这些充满偏见的言论本禁不住推敲，有的甫一出现就遭到许多西方有识之士批驳，但其对于一些普通民众来说仍然具有一定迷惑性。多年

来，囿于偏见，"中国崩溃论"与"中国威胁论"不断在美西方交替出现；受"文化优越"与"文明冲突"等思维影响，"黄祸"等种族歧视论调也不时死灰复燃。

这些污名化言论大多从英文世界肇始，经网络迅速传播并寻求现实呼应。一些不在中国市场运营的国际社交媒体，历史上对中国缺乏好感，而其用户看到的信息又容易被别有用心者操纵，加之我国主流媒体遭到西方打压，在舆论战场上我国的正面叙事传播往往面临"有埋没处说""说了传不开"等困境。

可以预见，由于意识形态竞争、民粹主义抬头、文化排外主义、国内选举政治等因素影响，未来"打中国牌"、针对中国的污名化在后疫情时期还将持续以不同形式存在。

三、讲好中国抗疫故事，主动引导国际舆论，进一步巩固负责任大国和百年大党的国际形象

身处百年未有之大变局，应对美西方打压我媒体、制造传播污名化言论，在我已采取一系列反制措施的基础上，要把讲述容易引发受众共情共鸣的中国故事摆在重要位置。

讲好中国抗疫故事既具有短期舆论争夺战的功能，也将会是中长期塑造海外"中国观"的重要一环。为进一步引发世界不同民族受众对中国抗疫故事的共情共鸣，巩固大国大党国际形象，对外讲述好抗疫故事可在丰富故事内涵、培育友华群体、形成传播网络等方面进一步做工作。

进一步丰富中国抗疫故事的内涵特色。习近平总书记指出："在中国共产党的坚强领导下，充分发挥中国特色社会主义制度优势，紧紧依靠人民群众，坚定信心、同舟共济、科学防治、精准施策，我们完全有信心、有能力打赢这场疫情防控阻击战。"[1] 中国抗疫故事，要向国际

---

[1]《从中国战"疫"看中国速度的内生动力》，人民网，http://theory.people.com.cn/n1/2020/0330/c40531-31653857.html，2020 年 3 月 30 日。

社会报道阐释这场人民战争中体现出的党领导下全国一盘棋的制度优势和社会凝聚力。

讲述中国抗疫故事，既要注重内容的权威性，又要体现中国外交、中国文化的丰富内涵。故事要融入习近平总书记提出的人类命运共同体理念和"人民至上"的治理观与价值观。习近平总书记反复强调要坚持"人民至上、生命至上"，这一执政理念和为民情怀，赢得了许多国家民众对中国共产党和政府的共鸣和赞赏。充分运用文化经典传递内容，积极传播"投我以木桃，报之以琼瑶"等中华优秀传统文化内涵与价值导向，化解对华误解偏见，促进对中国话语的情感认同。

中国有很多抗疫经验具有普遍应用性，要进一步提炼、分享和推广可操作可复制的中国抗疫经验，让受疫情影响国家的政要、工商界人士与广大民众，真实感受到中国经验管用、好用、实用。例如，暂时禁止公共聚集、迅速找到感染病例、隔离密切接触者、保持安全距离、建设方舱医院等已为许多国家所采用。要突出普通人的不平凡事迹。抗疫过程中医护群体、社区工作者、志愿者、海外华人华侨等群策群力，涌现出许多感人事迹，这些故事是病毒无国界、人类共命运的最佳例证。

讲述好中国抗疫故事，要广泛培育国际人脉，用好外嘴外脑。讲故事既要看准时机主动发声，又要借力互动，巧用国外知华友华人士及媒体之力，打好组合拳，形成舆论引导合力。通过政党对话、智库外交、青年交流等，支持培育新一代友华的中国文化爱好者和专家学者形成"中国文化群体"。推动专业人士如智库学者、媒体人等积极在国际社交媒体和刊物上发声，支持中外专家互动合作，推出有关中国与全球抗疫的普及读物等智力产品，做到讲述中国抗疫故事言之有物、以理服人，避免"自言自语""自说自话"。

在推动与"一带一路"沿线国家及其他国家进行发展战略对接过程中，通过政党对话、智库磋商、专题培训等平台，争取所在国政党、智库、媒体和公众对包括抗疫故事在内的中国故事的认同。充分利用各种场合和社交媒体平台，团结各国"中国通"等老朋友，充分发挥所在国政治倾向相对客观的媒体的作用，推动海外年轻一代精英与民众知华友华。

支持有条件的智库在海外设立分支机构，与国外同行联合开展两党、两国交往史等项目研究，团结本地新一代中国问题研究者和中国文化爱好者，厚植国际人脉，及时传播中国故事与话语。

智库要主动定义国际上的涉华叙事，为今后国际话语权建设打下基础。讲述传播好中国抗疫故事，既要考虑疫情之下针对当前污损中国的近期斗争，又要考虑疫情之后处理国际关系的长远发展。完善国际传播复合型人才的培养和激励机制，倡导跨机构、跨学科、跨领域、跨语种合作，支持有关国家高端智库发展专业化多语种理论外宣网站，以第一手中国故事影响全球受众。中国特色新型智库发挥好叙事形塑者作用，在有关重大和敏感问题上，敢于发声、善于发声，把中国政策举措和治理效能讲出来、亮出来。比如，一些海外媒体对中国的抗疫举措指指点点，但随后发达国家也普遍采取了类似的举措，事实证明中国抗疫举措是行之有效的。这种情况下，智库主动定义叙事的优势和担当就可以而且应当发挥和体现出来。

在已有多部门、多媒体联动的基础上，进一步布局全球传播网络，深耕国际主流社交媒体，打破美西方话语霸权，支持形成多语种加多渠道立体传播网络。利用后疫情时期国际合作，把讲好中国抗疫故事与讲述好我国在全球减贫、生态文明、南南合作、人权保障、经济社会发展以及制度优势等领域的生动故事结合起来，进一步增强我主流话语的全球感染力和说服力，进一步巩固负责任大国大党的国际形象，最终构建人类命运共同体。

（鲍传健，中央党史和文献研究院对外合作交流局副研究员）

向世界展示中国对全球化和全球领导力的成熟思考

——《中国在人类命运共同体中的角色》评介

▼

2018 年 5 月，中国新世界出版社与英国全球中国出版社联合出版了英文版《中国在人类命运共同体中的角色——走向全球领导力理论》（*China's Role in a Shared Human Future*：*Towards Theory for Global Leadership*）一书。2020 年 3 月，该书中文版由商务印书馆推出。作者马丁·阿尔布劳（Martin Albrow）是英国社会科学院院士，社会学权威刊物《国际社会学》的创刊人和前主编，曾任英国社会学学会主席，也是最早提出"全球化"概念的学者之一。早在 20 世纪 90 年代，阿尔布劳就以《全球时代：超越现代性之外的国家和社会》（*The Global Age*：*State and Society Beyond Modernity*）一书奠定了其在全球化研究领域的先锋地位。近年来，阿尔布劳一直关注中国的社会发展及其在国际舞台发挥的作用，并将他的最新研究成果收入该书。

在书中，阿尔布劳对中国改革开放以来的发展经验进行了总结，并对近年来中国在未来世界中可能承担的角色进行了深入探讨。他指出，"人类命运共同体"理念是习近平主席对新中国成立后几十年发展理念的总结和升华，它涵盖了人类生活的各个领域，着眼于全人类的共同理想，其意义已经超越了全球化，表明这个国家已经充分准备好对世界作出积极贡献。

一、弥合分歧——中国在日益分化的世界中的角色

全书共 14 章，分三个主要部分。在第一部分第一至五章中，阿尔

布劳结合自己对《习近平谈治国理政》一书的学习和理解，详细阐述了中国在全球化世界中的作用，指出了合作对于应对全球挑战、解决全球问题的重要性，并对"一带一路"倡议和"人类命运共同体"理念进行了解读，他认为，人类命运共同体与全球治理可以相辅相成、相互促进，只有各国共同努力、合作共赢才能为世界带来和平与和谐。

在第一章"观念的建构：《习近平谈治国理政》"中，阿尔布劳坦陈自己非常喜欢《习近平谈治国理政》一书，因为该书包含的巨大信息量可为西方读者提供更广阔的视野，更因为书中的内容能激发像作者这样的社会学家更加深入的思考。阿尔布劳认为，《习近平谈治国理政》注重将理论、历史与现实相结合，它向世界展示了中国人民实现中华民族伟大复兴的中国梦的愿望和方向，阐释了可以用于建立一个持久和平的秩序的整套思想体系，而世界正需要这样的思想体系来应对共同的挑战。

在第二章"作为从'一带一路'到全球治理桥梁的哲学社会科学"中，阿尔布劳梳理了"一带一路"与全球治理的概念和逻辑。在他看来，全球资本是传统的全球治理模式的赢家，而大多数民族国家是这种模式的输家，因此全球治理需要重新开始。目前，由西方发达国家主导的既有的全球治理模式遇到了内部分化等问题的挑战，而中国近年来提出的"一带一路"倡议和实践在很大程度上积极应对了全球治理的缺位，并以新的模式和理念为全球广大发展中国家积极提供区域和全球性公共产品，这是中国努力改善和提升全球治理能力的一个尝试。

在第三章"协调目标和价值观：'一带一路'的挑战"中，阿尔布劳对"一带一路"倡议的开放包容原则颇为欣赏，他认为"一带一路"倡议的首要考量就是加强各国之间的相互联系与协作，因为任何一国单打独斗都无法解决全球问题，而中国倡导的包容式增长和公平增长模式为新型全球化打开了广阔的空间，"共商、共建、共享"理念的传播也将在实践中改善和提升全球治理模式，尤其是习近平主席主张的"政策联通"，其目的不仅是技术共享，也是为了加深不同文化之间的了解。

在第四章"弥合鸿沟：中国在全球化世界中的作用"中，阿尔布劳从全球领导力的视角对中国角色进行了审视。他认为，面对通信技术变革、社交媒体崛起、贫富两极分化、恐怖主义蔓延以及全球持续变暖的压力，人类手足无措，欧洲面临着分裂的威胁，美国意识到自己已无力主导其在二战后全力构建起来的世界秩序。在这种情况下，全新的地缘政治现状需要全新的领导方式，世界需要从五千年来绵延不绝的中华文明中寻找灵感，因为中国已经展示了其古老文化适应现代化进程的能力和抵御冲击的韧劲。这种能力既不依靠武力，也不仰仗软实力，而是取决于是否有能力动员其他国家共同应对全球挑战。中国追求和谐，而和谐是秩序的前提，它对于地区、国家乃至全球的治理都至关重要。中国人把追求和谐视为至高无上的原则，即使在经历了混乱之后，也初衷不改。

　　在第五章"人民民主的领导力"中，阿尔布劳指出，西方对中国最大的误解是不了解中国的政党制度。中国的民主是中国人民在中国共产党的领导下实现的，这是一个持续的过程，也是一个不断摸索的过程。在中国，民主根植于中国共产党与人民的密切联系中，"中国共产党来自人民、植根人民、服务人民"，其党员将这些理念融入日常工作和生活之中，引领全国各地、各行各业的人民共同推动民族复兴。中国共产党坚持走群众路线，不仅汇集了全社会的智慧和力量办大事，而且在群众路线中具备了自我监督能力。这就形成了中国特色的民主理念，即习近平所阐述的社会主义协商民主，如今，这一民主形式正在向"广泛、多层、制度化"的方向迈进。阿尔布劳认为，西方与东方在很多领域是可以相互交流的，而这种交流的唯一障碍是西方教条地坚持只有自己才了解民主。为此，他在书中提醒那些对中国崛起怀有警惕和恐惧心理的西方人："不要害怕，除了偏见的枷锁，你没有什么可失去的。"

二、全球社会秩序理论

　　在第二部分即第六至十一章中，阿尔布劳认为中国可以对世界作出独特的贡献，世界需要中国的思想，就像中国吸纳了世界的思想一样。

为此，他试图阐明人类命运共同体与中国传统文化之间的联系。他指出，人类命运共同体既是一个政治、经济概念，也是一个文化概念；既是对人类文明多元共荣的总结，同时又深深地植根于中国传统文化，其蕴含的"和谐"理念来自儒家的"中庸"思想，其秉承的"和而不同"文化交往理念为文化共同体的建立提供了理论基础。阿尔布劳进而认为，文化交流是和谐之源，有助于消除因过分强调共同价值观所产生的误解，以及由于这种误解所导致的冲突。

在第六章"全球社会科学中的中国社会理论"中，阿尔布劳结合对香港浸会大学社会学系齐小莹的《世界知识流动与中国社会理论》（*Globalized Knowledge Flowsand Chinese Social Theory*）一文的评论，审视了如何在一个承认全球化的知识环境中分析中国社会理论的问题。他认为，齐小莹的研究的可贵之处在于尝试从双向流动的角度探讨了如何将丰富的中国知识传统与西方范式进行批判性互动，以开发有利于全人类的共同概念资源，因为在全球化的世界中，社会科学的目标必须是增进各国人民和各种文化之间的相互了解。

在第七章"美国和中国的跨文化挑战"中，阿尔布劳认为，由于美国和中国是目前决定人类共同命运的两个最重要的国家，所以必须在全球范围内认真审视两国关系。就美国来说，自 20 世纪 80 年代以来，美国一直认为全球化是其塑造世界的方式，因为它拥有全世界最多的财富，是全球决策的中心，在国际货币基金组织中占据主导地位，是世界银行的主要捐助国，等等。但实际上，全球化的其他方面，特别是文化、市场，并没有被任何一个国家控制。就中国来说，它与美国获得超级大国地位的途径大不相同，其发展并非诉诸军事实力。在此基础上，阿尔布劳进一步指出，美国人对以民族国家之间平等共处的全球治理理念持怀疑态度，而中国人则因为缺乏全球治理的权威而举棋不定，不过中美两国无论是在气候变化、贸易关系、还是在货币担保等方面，都拥有共同的利益和坚实的合作基础，应寻求利益交汇点，充分理解和照顾彼此的关切，因为中美关系的改善应源于双方的共同利益。

在第八章"务实的普遍主义（Pragmatic Universalism）与对全球治理

的追求"中，阿尔布劳指出，全球治理不仅仅是国家之间的民主，价值共享和发展原则会将全球社会凝聚在一起，中国思想、西方社会学和美国哲学的合而为一就是务实的普遍主义。西方的实用主义是与科学技术交织在一起的，而中国的儒学则是讲人们如何生活的，但两者的本质殊途同归，都是实践先行，不过"务实的普遍主义"这个概念更适用于中国。阿尔布劳指出，对于各国寻找共同的目标来说，当今普遍存在的相对主义已经无法成为解决方案，和平共存也不足以保证相互合作。在全球事务中，唯有务实的普遍主义能够产生跨文化空间，因此有人把它描述为全球文化，即通过文化间的对话就人类未来达成共识。阿尔布劳进一步指出，最新的全球化理念是一体化与本土化、标准化与个性化、国际性与民族性的结合，而中国的全球化立场就包含着尊重文化差异、坚持文化自信的理念，就社会学角度而言，中国经验的国际表达、中国本土知识概念的国际化是为全球治理作贡献的一个重要途径。

第九章"全球治理是否存在公共理念？"分析了全球治理与全球社会秩序的辩证关系。阿尔布劳借用尤尔根·哈贝马斯（Jürgen Habermas）交往理性概念指出，规则是由无数的合作伙伴之间的对话产生的，而全球对话是一种嵌入了正义、和谐、多样性、权利和尊重等公共哲学理念的对话，从文化的角度，或者更具体地说，从跨文化的角度审视这些理念，是一种非常好的方式。

第十章"我们如何发现共同的价值观？"阐述了探寻共同价值观的相关途径和方法。美国梦和中国梦都有其独特的渊源，正如 2014 年 3 月习近平主席在巴黎联合国教科文组织总部发表演讲时指出的，可取的方式应该是"推动不同文明相互尊重、和谐共处"，在人类关系中寻求相互理解。阿尔布劳认为，全人类的未来很大程度上取决于西方与中国如何创造共同发展、相互包容的全球机制，而东方一直在学习、适应和吸收西方的市场和法律概念，同时又不损害其自身的和谐价值观，"一带一路"的宗旨就是将各国团结在一起，共创新价值。

第十一章"理解不完全的情况下的'命运共同体'"对人类命运共同体理念进行了深入系统的分析。阿尔布劳指出，《习近平谈治国理政》

内容体现了习近平治国理政思想的新发展。其论述植根于中华优秀传统文化，从西方的角度理解人类命运共同体，审视这一想法对全球治理的重要理论贡献，不仅需要了解卡尔·马克思（Karl Marx）的学术观点，还需要借鉴后来的新康德价值理论以及相关学者的研究成果，正是这些人类智慧的凝结构成当今研判全球治理的未来时所关注的焦点。习近平主席多次强调世界文化的多样性以及不同社会塑造世界未来的方式。

三、从韦伯的中西比较研究中探索跨文化传播之道

在第三部分第十二至第十四章中，阿尔布劳把 19 世纪至 20 世纪全球转型时期德国重量级思想家马克斯·韦伯（Max Weber）的研究与当代中国的相关研究联系起来，他会同北京外国语大学章晓英教授，运用跨文化传播的分析范式，对包括韦伯的中国研究和其他重要全球议题在内的一些问题展开了深入探讨，显示出作者对韦伯这位西方社会学先驱的推崇和对中国文化的思考。西方倡导的"地球村"的基本逻辑是，文化差异会带来"文明的冲突"，所以西方极力推行"共同价值"，以经济一体化推进政治一体化，最后试图消除地域界限，消灭文化差异，从而使旧的体系分崩离析，进而建立起新的体系。而中国则不同，中国文化追求"天下为公"的"大同世界"，其内核是"一多不分"。作为马克斯·韦伯思想的源泉，新康德主义将共同价值观和相互理解作为关注的焦点。在这一点上，中国和西方也许能找到共同点。

第十二章"马克斯·韦伯、中国与世界：寻求跨文化交流"分析了韦伯及其中国文化研究所引发的跨文化问题。阿尔布劳指出，"世界"可能是韦伯宗教比较研究中最重要的基点。在西方，"世界"有两个主要含义，即人类赖以生存的广袤领土和人类所经历的总体生活。它们在汉语中有两个大致相对应的概念，即"天下"和"世界"。作者引用了中国社会科学院赵汀阳教授对"天下"概念的阐释，认为"天下"与韦伯所说的"世界帝国"比较接近。不过，两者还有细微差别：作为一个西方概念，后者将世界首先视为许多不同的国家；而作为一个中国概念，

前者则首先将世界视为一个整体。

第十三章"马克斯·韦伯与'适应'概念：儒家伦理的例子"围绕"适应"（adoption）等儒教概念展开分析。阿尔布劳认为，韦伯早期对中国抱有偏见，之后的研究则慢慢走向了跨文化传播，强调文化差异和跨文化对话的必要性。因此，阿尔布劳将韦伯视为多元世界观的先驱。韦伯认为，在中国的传统文化中只有一个世界，而中国的伦理就是适应这个世界，因此中国文化将提高自身修养视为第一要务，将完善自我视为人类的使命，而这一点正是西方所缺乏的。自此，韦伯转向了跨文化理解问题，他认为，为了寻找对众多世界的客观阐述，每一个世界对其现实的定义都是有效的，但不同世界的人们可以通过科学和理性谋求共同理解的可能性。

第十四章"马克斯·韦伯、中国与全球社会的未来"将韦伯的分析框架进一步引向全球社会。阿尔布劳认为韦伯对世界历史发展方向的直觉基本上是正确的，当今世界正在向全球时代过渡，国家、政府、经济、文化和共同体都已不再是中心。站在 21 世纪的视角来看，全球化是一个多维度的概念，它不会带来一个单一的社会，而是孕育出丰富的多样性。全球化也没有特定的方向，市场、规则、民族主义、宗教都可以全球化。从原有的现代社会向全新的全球时代过渡，总是伴随着大国之间地缘政治关系的改变，而冲突的焦点则从军事对抗转变为经济和文化的竞争，国际机构的协作和有效性也不再通过武力或市场来保证，而是需要建立合法的秩序，通过民主参与和监督为真正的全球治理奠定基础。

四、社会学全球化中的中国情节

在后记"社会学全球化中的中国情节"部分，阿尔布劳结合自身经历阐述了他对于社会学在弥合东西方文化鸿沟进程中发挥作用的理解，他认为，在全球化时代，各个文化主体之间仅靠语言来互相理解远远不够，而更应互相尊重与合作。社会学的普遍使命要求从多个角度发展知识，在全球社会学的框架下，将注定会导致人们对更广阔、更美好的世界的理解。中国人和西方人都是人类大家庭的成员。从这个意义上讲，达成足以应对人类面临的挑战的知识和理论，是当今全球化社会学的主要目标。在本书的结语部分，阿尔布劳对中国社会学家和其他国家的社会学家团体寄予了厚望，希望他们能够为社会学学术创新作出新的重要贡献。

总的来看，《中国在人类命运共同体中的角色》一书体现了阿尔布劳的创新性思考，提供了观察中国发展对世界影响的一种新视角，也为西方世界更深入地了解和理解中国提供了机会，因而具有开拓性的理论贡献，以及重大的学术意义和社会意义。正如英国知名社会理论家安东尼·吉登斯（Anthony Giddens）在序言中指出的那样，该书"对于人类社会巨大变化以及中国在塑造其进一步发展方面可能发挥的关键作用做了卓有成效的研究。当美国从过去的全球角色中撤出时，中国不但可以而且必须在塑造世界社会中起到举足轻重的作用"。

（王浩，中央党史和文献研究院第四研究部副研究员；
郑颖，中央党史和文献研究院信息资料馆副编审）

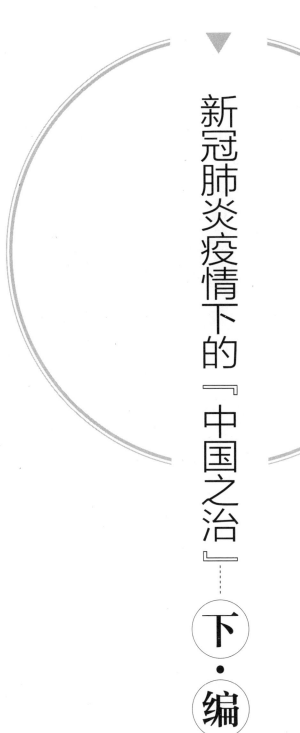

新冠肺炎疫情下的『中国之治』

下·编

从疫情防控看新时代我国重大突发事件
应急管理机制发展

▼

突发事件是指突然发生，造成或者可能造成严重社会危害，需要采取应急处置措施予以应对的自然灾害、事故灾难、公共卫生事件和社会安全事件。突发事件的特点是事件突然发生，发展迅速，存在较大的不确定性，应对难度大，社会危害性较大，需采取及时有效的措施妥善处理，建立高效的应急管理机制成为处理突发事件的关键所在。2020 年春节期间发生的新冠肺炎疫情是一起典型的重大突发公共卫生事件，是新中国成立以来的一场非常战役，病毒来势之凶、疫情传播之烈、范围扩散之广、全社会所面临的挑战之大，堪称前所未有。这场疫情发生在春节前夕的特殊时间点，人口流动性大，人群聚集场所多，病毒传染性强、潜伏期长、检测难度大，网络新媒体使各种流言消息迅速传播，这些特点使这起突发事件变得尤为棘手，对新时代中国共产党应对突发事件的应急管理是一个考验，是对党的执政能力的一次大考。

一、新冠肺炎疫情的发生及演进阶段

（一）潜伏发展阶段

2019 年 12 月底武汉市发现不明原因肺炎病例，随后中共中央政治局，国家卫生健康委员会和中国疾控中心，武汉市卫生健康委和武汉市疾控中心开始采取措施应对疫情，召开会议部署疫情防控工作，发布疫情信息，制定防控方案，派出工作组和专家组，与世界卫生组织保持密切沟通，通报情况，加快对病毒的鉴定检测，发布诊疗方案等一系列举措。但是由于对这种新型冠状病毒的性质没有全面掌握，不清楚其潜伏期限和传播速度，不确定其传播途径和易感人群，民众也没有引起高度重视。因此随着春运的进行，武汉市大批人群在短时间内流向全国各地，且多出现在车站、机场、社区等人群密集场所，这给新型冠状病毒在潜伏中传播提供了条件，导致之后在全国范围内新型冠状病毒感染的肺炎疫情迅速蔓延，全面暴发。2019 年 12 月底到 2020 年 1 月中旬，疫情基本处于潜伏发展阶段。

（二）迅速蔓延阶段

1 月 23 日，武汉市"封城"，国家加强对重点场所卫生管理工作，最大限度防止疫情扩散蔓延。但 2020 年春节之后，全国各省市相继出现新冠肺炎病例。国家卫生健康委每日通报的数据显示，2 月份以来全国每天新增几千例确诊病例和疑似病例，并存在大量需要医学观察的密切接触者，疫情在全国范围内呈现多点暴发的局面。新冠病毒存在较长时间的潜伏期，且潜伏期内也具有传染性，最长潜伏期可达 14 天，处在病毒潜伏期的人们无感染症状，因此在社区等人流量大的公共场所正常活动，使疫情迅速传播蔓延。家庭传播，春节聚会导致的聚集性疫情传播也多次发生。确诊病例增加的同时，重症患者和死亡患者也持续增加。2 月份，新冠肺炎呈快速蔓延趋势，以武汉为中心的全国疫情形势严峻，给人民群众生命健康和经济社会发展造成了巨大损失。

（三）阻断遏制阶段

2020 年 3 月开始全国多地实现连续多日无新增确诊病例，无新增疑似病例，治愈率也逐步上升，治愈出院人数增加，多省新冠肺炎病例相继清零，并在较长时间内保持。3 月 17 日，已有 15 个省份和新疆生产建设兵团实现了本土现有确诊病例和疑似病例"双清零"。

3 月 19 日，我国首次实现新增本土确诊病例和疑似病例零报告。3

月 27 日，有 20 个省份和新疆生产建设兵团超过 28 天、有 6 个省份超过 14 天无新增本土确诊病例报告。3 月 31 日，国新办称"以武汉为主战场的全国本土疫情传播已基本阻断，疫情防控取得阶段性重要成效。目前，湖北全省累计治愈患者 63000 多例，治愈率超过 93%"①。各种数据表明这一阶段基本上实现了对疫情初步的阻断遏制，疫情防控取得初步成效。但是零新增不等于零风险，党中央多次强调，这是到了疫情防控最吃劲的关键阶段，坚决不能放松。这一时期，春耕务农、企业复工生产等迫切任务摆在眼前，要求各地既要抓好疫情防控工作，又要不误农时、抓好春耕，推动企业复工复产，做到两手抓，两不误。

（四）全球大流行阶段

在我国进入缓疫阶段的同时，世界各国新冠肺炎疫情却呈快速扩散蔓延的态势，疫情波及 200 多个国家和地区，特别是英国、美国、西班牙、意大利等国家，确诊人数已接近或超过我国，新冠肺炎疫情进入全球大流行阶段。当地时间 3 月 27 日，世界卫生组织公布数据显示，全球新冠肺炎确诊病例超过 50 万例。然而 10 天后的 4 月 6 日，全球新冠肺炎确诊病例就超过 121 万例。新冠肺炎疫情演变成全球公共卫生危机，高速增长的确诊病例给全球疫情防控和经济社会发展造成巨大压力。国外疫情形势日趋严峻，在全球互联互通的大趋势下，也给我国防止境外输入病例带来巨大压力，全国各省相继出现境外输入的确诊病例、疑似病例、无症状感染者，有的省份出现境外输入关联的本土病例。这一时期疫情防控要慎终如始，坚持防控不松懈，实行"外防输入、内防反弹"的防控策略。

（五）国内疫情防控常态化阶段

2020 年 5 月以来，国内疫情总体呈现零星散发的状态，局部地区出现散发病例引起的聚集性疫情，但总体可控。各地境外输入病例也基本得到控制，经济社会等各方面秩序得到恢复和发展，但各地没有放松警

①《全国本土疫情传播已基本阻断　湖北新冠肺炎患者治愈率超 93%》，《人民日报》，2020 年 4 月 1 日。

惕，仍然按照要求做好疫情防控相关工作，全国疫情防控进入常态化。

二、新时代突发事件应急管理机制运行状况

纵观此次疫情发展及处理应对情况，可以看出中国共产党在新时代面对突发事件时，在以习近平为核心的党中央的坚强领导下，能够成功运用多种应对机制，在短时间内作出快速反应，审时度势、沉着应对，带领全国人民发扬斗争精神，群防群控，使疫情防控阻击战取得重大战略成果。

（一）政治动员机制

政治动员机制是指在发生重大事件时，以执政党或国家为主体依靠其权威性，利用现有的政治资源，向广大民众发出号召，动员全社会力量实现既定目标任务的机制。新冠肺炎疫情期间，党运用各种力量，成功实现了对人民群众的广泛动员，也得到了人民群众的积极回应和全面参与，从而起到了遏制疫情快速蔓延的关键作用。

1. 党的集中统一领导

中国特色社会主义制度的显著优势是党的集中统一领导。疫情发生后，党中央高度关注，习近平总书记多次主持召开中共中央政治局应对新冠肺炎疫情专题会议，研究部署疫情防控相关工作，强调要把人民群众生命安全和身体健康放在第一位，全面加强对疫情防控工作的集中统一领导，体现了中国共产党核心领导层应对重大突发事件的超强组织力，为打赢疫情防控阻击战提供了坚强的政治保证。习近平总书记亲自指挥、亲自部署，统筹谋划、统揽全局，多次进行考察调研，发表了一系列重要讲话和指示批示，指导全国的疫情防控工作，坚定了广大干部群众必胜的信心和决心，展现了新时代大国领袖应对突发事件时的责任和担当。

疫情就是命令，防控就是责任。地方党组织坚决响应党中央的号召，各省市相继启动重大突发公共卫生事件一级响应，落实党中央和习近平总书记的决策部署，推动各项具体防控要求落实落地，构筑起联防联控、群防群控的严密防线。基层党组织是打赢疫情防控阻击战的坚强战斗堡

垒。乡镇街道、社区村庄是防控疫情的第一道防线，党组织严防死守、压实责任、毫不放松，有效切断疫情传播的渠道。机关企事业单位党组织发挥各自所长，广泛宣传动员，积极生产物资，为疫情防控工作贡献力量。各医院和科研机构党组织，积极组织研发抗疫防疫药物，参与救治感染患者。广大党员干部关键时刻冲得上去，危难关头豁得出来，发挥先锋模范作用，让党旗始终在防控疫情斗争第一线高高飘扬。各级领导干部牢记初心使命、主动担当作为，身先士卒、靠前指挥，听从安排、服从命令，冲锋在一线，下沉到社区，把人民群众生命安危放在心头，发扬大无畏的斗争精神，带头执行各项政策措施，在"战疫"中接受党和人民的考验。广大党员使命在肩、冲锋在前，不讲条件，主动请缨上战场，用实际行动彰显共产党人的本色，在抗疫一线出色完成任务，成为防控斗争战场上一面面鲜红的党旗。

2. 强大的社会动员体系

疫情防控关系到每个人的生命健康安全，每个人都是疫情防控的主体，因此必须广泛发动群众、组织群众、凝聚群众，集中民智、凝聚力量，依靠群众打赢疫情防控的人民战争。我国在疫情防控中展现了强大的社会动员力量，全国 14 亿人口迅速响应国家号召，全面快速行动，以大无畏的精神投入战斗。企业停工停产，学校停课，一切聚集性活动暂停，人员流动实行登记管理。各大企业勇担社会责任，克服困难迅速复工复产，生产急需的医疗物资，为疫情防控和患者救治提供物资保障。社区、村庄迅速行动，防控实行网格化管理，开展拉网式排查，对重点人群重点监测，同时轮流值班、严防死守，严格人员进出把关，切断了疫情传播的重要渠道。新冠肺炎疫情发生以来，全国 400 多万名社区工作者坚守一线，在 65 万个城乡社区从事着疫情监测、出入管理、宣传教育、环境整治、困难帮扶等工作，为遏制疫情扩散蔓延、保障群众生活作出了重要贡献。① 返乡大学生和返乡党员干部参与到当地疫情防控工作，

---

① 《习近平回信勉励武汉东湖新城社区全体社区工作者 》，中国政府网，http://www.gov.cn/xinwen/2020-04/09/content_5500505.htm，2020 年 4 月 9 日。

有的成立了临时党支部，有的加入党员先锋队，有的加入社区志愿者队伍进行疫情防控和志愿服务。还有一线医务工作者、下沉干部、公安干警、记者、快递员、环卫工人等等，为社区防控力量添砖加瓦。即使是"宅"在家中的普通民众，也用居家禁足行动为这场没有硝烟的战争贡献力量。全社会形成了全面抗疫防疫的良好氛围，广大民众凝聚起众志成城抗击疫情的磅礴力量。

（二）组织决策机制

组织决策机制是应对突发事件的关键所在，是指在突发事件发生后迅速作出反应，采取果断有效的应对举措，尽快遏制事态扩张，并最终从根本上解决问题。此次新冠肺炎疫情，党中央组织成立应对处置领导小组总体组织决策，成立专家组加快药物攻关、科学防治，尽快找到传染源、科学判断疫情发展，采取封城封村、交通管制以切断传播渠道。

1. 成立疫情应对处置领导机构

2019 年 12 月 31 日，国家卫生健康委员会派出工作组、专家组赶赴武汉，指导疫情防控处置。[①]2020 年 1 月 1 日，国家卫生健康委成立疫情应对处置领导小组，此后每日召开领导小组会议。[②]1 月 17 日，国家卫生健康委派出 7 个督导组赴地方指导疫情防控工作。[③]1 月 25 日，农历正月初一，党中央成立应对疫情工作领导小组，国务院总理李克强任组长。[④]1 月 27 日，以国务院副总理孙春兰为组长的中央指导组进驻武汉。[⑤]同日，国务院联防联控机制召开新闻发布会，介绍疫情防控相关情况。此后，每日组织召开国务院联防联控机制新闻发布会，通报疫情情况。国家卫健委在发布诊疗方案，开展病患救治，协调调配全国医疗力量，指导公众预防，公布疫情信息等方面起到了关键作用。各地卫生

---

① 《中国发布新冠肺炎疫情信息、推进疫情防控国际合作纪事》，《人民日报》，2020 年 4 月 7 日。
② 《中国发布新冠肺炎疫情信息、推进疫情防控国际合作纪事》，《人民日报》，2020 年 4 月 7 日。
③ 《中国发布新冠肺炎疫情信息、推进疫情防控国际合作纪事》，《人民日报》，2020 年 4 月 7 日。
④ 《中国发布新冠肺炎疫情信息、推进疫情防控国际合作纪事》，《人民日报》，2020 年 4 月 7 日。
⑤ 《中国发布新冠肺炎疫情信息、推进疫情防控国际合作纪事》，《人民日报》，2020 年 4 月 7 日。

健康机构进行疫情日常监测预警，及时发布相关信息，构建防控体系，指导开展疫情防控工作。这些机构的成立为明确疫情防控形势，开展有针对性的防控工作指导，对打赢疫情防控阻击战有决定性意义。

2. 成立疫情防控专家组

1月18日，国家卫生健康委组织以钟南山为组长的国家医疗与防控高级别专家组赶至武汉实地考察疫情防控工作。[①] 专家组集中力量进行药物攻关、科学防治，尽快找到传染源、科学判断疫情发展形势，及时提出最新建议，指导全社会进行科学防控，为打赢疫情防控战提供技术支撑，给全国人民增强了信心。各省市响应成立疫情防控专家组，发挥专业优势，联合科研攻关，加快检测试剂研制和防控疫情药物攻关，加强科普宣传，指导各地疫情防控工作。

3. 交通管制，"封城封村"

1月23日，疫情最严重的武汉市采取"封城"措施。武汉疫情防控指挥部发布1号通告，10时起机场、火车站离汉通道暂时关闭。交通运输部发布紧急通知，全国暂停进入武汉道路水路客运班线发班。[②] 继武汉市之后，全国各地相继实行交通管制和城市"封闭"相关措施。航空客运班次减少、铁路车次减少、公路客运班次减少或停运，关闭部分高速公路出入口。城乡社区（村）实行封闭管理，严守村庄社区出入口，居家人员无特殊情况不外出。通过一系列举措，减少人员流动频率，降低感染率。

（三）统筹协调机制

统筹协调机制是指全国各地各级在党的统一领导下，整体部署、统一谋划、整合协调、衔接沟通，使各种力量高效运转，使各方力量最有效地发挥机制。坚持全国一盘棋，打赢疫情防控阻击战。统筹疫情防控和经济社会发展，坚持两手抓，赢得"双胜利"。

---

①《中国发布新冠肺炎疫情信息、推进疫情防控国际合作纪事》，《人民日报》，2020年4月7日。
②《中国发布新冠肺炎疫情信息、推进疫情防控国际合作纪事》，《人民日报》，2020年4月7日。

1. 坚持全国一盘棋

坚持全国一盘棋，集中力量办大事，充分调动广大人民群众的积极性，是党领导人民战胜困难，取得一个个胜利的重要法宝，是中国特色社会主义制度的显著优势。习近平总书记强调，"疫情防控要坚持全国一盘棋"①。"各级党委和政府必须坚决服从党中央统一指挥、统一协调、统一调度，做到令行禁止"②。"各地区各部门必须增强大局意识和全局观念，坚决服从中央应对疫情工作领导小组及国务院联防联控机制的指挥"③。全国调配医务人员集结支援武汉，19个省份按照中央统一部署，对口支援湖北除武汉市以外的16个市州及县级市，真正体现"一方有难，八方支援"。集中各方优势资源短时间内突击建成武汉火神山、雷神山医院。统筹抗击疫情后勤供应，各地驰援武汉的防疫物资和生活物资源源不断运往武汉和湖北。这充分证明了，坚持"全国一盘棋"才能更好地统筹协调，最大限度地集中力量应对突发事件。疫情防控是全方位的工作，各项工作之间应该密切配合，协调有度，为疫情防控工作提供保障和支持。要做好社区防控网格化管理，掌握居民活动动态，切断病毒社区传播途径。做好宣传教育和舆论引导，指导居民科学防疫。做好居民生活供应，确保居民生活有保障。做好企业复工复产，为疫情防控提供物质保障。保持社会稳定，维护各种社会秩序。这些工作都是为疫情防控工作大局服务的，随着疫情形势的变化，各项工作也需迅速调整，及时跟进。

2. 统筹疫情防控和经济社会发展

习近平总书记指出，"经济社会是一个动态循环系统，不能长时间停摆。"④在确保疫情防控到位的前提下，要逐步恢复经济发展，建立

---

① 《中共中央政治局常务委员会召开会议研究加强新型冠状病毒感染的肺炎疫情防控工作 中国中央总书记习近平主持会议》，《人民日报》，2020年2月4日。
② 《中共中央政治局常务委员会召开会议研究加强新型冠状病毒感染的肺炎疫情防控工作 中国中央总书记习近平主持会议》，《人民日报》，2020年2月4日。
③ 《中共中央政治局常务委员会召开会议研究加强新型冠状病毒感染的肺炎疫情防控工作 中国中央总书记习近平主持会议》，《人民日报》，2020年2月4日。
④ 习近平：《在统筹推进新冠肺炎疫情防控和经济社会发展工作部署会议上的讲话》，《人民日报》，2020年2月24日。

与疫情防控相适应的经济社会运行秩序。疫情形势趋缓后，非疫情防控重点地区实行分区分级制定差异化防控策略，科学划分高、中、低风险区，精准复工复产。疫情严重的高风险地区集中精力抓好疫情防控，中风险地区根据实际情况有序复工复产，低风险地区全面恢复生产生活秩序。针对企业复工复产中出现的问题，出台帮扶政策措施，加大扶持力度帮助企业渡过难关。各地实行了畅通物流渠道、包车接回员工等举措，确保员工能上岗、原材料能充足供应、产品能运送出去。促进就业稳定，重点解决农民工、高校毕业生等群体的就业问题。各地抓好春耕备耕，多措并举保证农资供应，不误农时，开展农业生产。新冠肺炎疫情是对2020年夺取脱贫攻坚战全面胜利的一道加试题，要统筹做好疫情防控和决胜脱贫攻坚，减轻脱贫工作中疫情的不利影响。党在处理新冠肺炎疫情时，充分展现了统筹协调能力，既有效地遏制疫情扩散蔓延，又如期完成经济社会发展目标，赢得了"双胜利"。可见面对突发事件时，要坚持马克思主义辩证法，既要解决好突发事件，又要维护经济社会发展秩序，坚持"两点论"。

（四）信息沟通机制

信息沟通机制是指突发事件信息的传递和沟通，包括基本要素的传递和广泛的舆论宣传。新冠肺炎疫情中包括疫情信息的及时上报和对外公布，全方位的舆论宣传都属于信息沟通机制。

1. 信息有序传达

突发事件中信息的及时发布和公开透明非常重要，便于各方掌握事件情况、调整应对措施。各地疫情数据信息上报，坚持日报告、零报告制度，明确责任单位和报告事项，严格报告程序和时间，确保各类信息、各项数据全面、及时、准确上报，绝不允许瞒报、漏报。国家卫健委每日公布全国新增确诊病例、新增疑似病例、新增死亡病例等信息，对湖北及武汉单独报告，各类信息一目了然。各省市公布本地区每日新增病例具体情况，包括确诊时的县市区、医院，确诊病例的活动轨迹、密切接触者等信息。官方的各种媒体平台包括网站、微信公众号、客户端、微博、报纸等都在第一时间公布相关信息，便于公众查询知悉。

2. 全方位的舆论宣传体系

舆论宣传体系一方面是针对卫生防疫知识的正面宣传，另一方面则是对不实言论的更正，对各类谣言的粉碎。宣传采用线上线下相结合的方式，线上方式有广播、电视台、网络媒体等，线下包括悬挂横幅、张贴海报，发放明白纸等方式，确保宣传覆盖所有人群。武汉疫区还运用短视频，vlog 等方式展现武汉真实的抗疫情况。村庄运用大喇叭广播，微信群通知等方式宣传告知，个别村庄还采用了无人机播报的形式。多种方式并举，展现了新时代舆论宣传的新方式。宣传内容包括口罩佩戴方法，正确洗手方式，各类消毒液的使用方式，病毒可能存在的传播途径及预防措施等相关防疫抗疫知识。全媒体时代，信息量增大，各类信息真伪掺杂、参差不齐，给民众辨别造成困难。

疫情期间，各种不实言论的传播干扰正常防控秩序，造成不利影响。官方及时对各种信息甄别，对不实消息发布官方公告进行辟谣，对造谣者依法处置，及时有力的辟谣遏止了不实消息传播带来的危害。

（五）国际合作机制

带有全球性的突发事件，必须在全球范围内加强合作，深化人类命运共同体理念。病毒没有国界，疫情不分种族。新冠肺炎疫情是一场全球公共卫生危机，危害全人类生命健康，中国积极与世界各国加强沟通协调，开展广泛合作，务求在全世界范围内全面遏制病毒传播。

1. 元首外交凝聚合力

新冠肺炎疫情发生以来，习近平主席高度重视开展国家交流合作，多次作出重要指示批示，及时分享疫情信息，广泛开展国家元首外交，从构建人类命运共同体的高度，推动疫情国际合作，展现新时代大国担当。在二十国集团领导人特别峰会上，习近平强调，"当前，国际社会最需要的是坚定信心、齐心协力、团结应对，全面加强国际合作，凝聚起战胜疫情强大合力，携手赢得这场人类同重大传染性疾病的斗争。"①抗击疫情期间，习近平同世界卫生组织总干事和多国元首保持密切沟通，信件往来、互通电话、会见会谈，开展元首外交，传递中国抗击疫情的强大信心，表明中国愿同世界各国加强抗疫合作的坚定决心。中国秉持人类命运共同体理念，希望世界各国团结合作，共同应对新冠肺炎疫情挑战。多国政党政要多次致电致函中共中央对外联络部，充分肯定中方对抗击疫情所做的努力和取得的进展，积极评价中国抗击疫情为世界作出的贡献，赞赏中国共产党广泛同各方分享疫情防控经验的做法，认为中方用实际行动践行了人类命运共同体理念，为国际抗疫合作凝聚力量。

2. 科技合作贡献力量

疫情防控需要加强国际科技合作。习近平强调中国要加强同世界卫生组织的交流沟通，同各国在药物、疫苗、检测等方面展开合作，协同攻关。中国在第一时间向全球分享基因组序列和分离出的病毒毒株，安排世界卫生组织专家实地调研，及时分享中国疫情防控经验和救治诊疗方案，推动全球疫情合作。中国积极开展对外援助，已向伊朗、意大利、柬埔寨、巴基斯坦、俄罗斯、埃塞俄比亚、菲律宾、缅甸、哈萨克斯坦、沙特阿拉伯等多国派遣抗疫医疗专家组，提供医疗援助物资，并同当地医护人员交流抗疫经验，全力参与当地救治工作。中国同 100 多个国家和国际组织专家召开视频会议，探讨疫情防控重难点问题，分享中国有效抗疫经验，集思广益、团结协作、共克时艰。

三、新时代中国共产党突发事件应急管理机制完善方向

新冠肺炎疫情发生以来，全国人民在党中央的领导下上下一心、众志成城、团结合作、同舟共济，作出了巨大牺牲，坚决打赢疫情防控阻击战，取得了疫情防控斗争的伟大胜利。但我们也应看到，以新冠肺炎

---

① 习近平：《携手抗疫 共克时艰——在二十国集团领导人特别峰会上的发言》，《人民日报》，2020 年 3 月 27 日。

疫情为代表的新时代突发事件具有很多不确定的新特点，因此要从多方面完善应急管理机制，以更好地应对重大突发事件。

（一）进一步加强党的集中统一领导

中国共产党集中统一领导是中国特色社会主义制度的显著优势。新时代继续坚持党的领导是应对重大突发事件的重要保证，是应急管理机制的重中之重。加强党的集中统一领导，首先要健全组织体系。各级党组织要充分发挥领导作用，凝聚起各方力量共同参与到突发事件应对中。突发事件往往涉及广大基层群众，因此党支部要发挥好坚强战斗堡垒作用。其次各级领导干部要经受得住考验，要能够经风雨、见世面，在斗争中磨砺，在实践中成长，在突发事件中掌握不同的应对方法，以便能够沉着冷静应对突发事件，作出正确、科学、有效的决策。另外，全体党员应发挥先锋模范带头作用，积极响应号召，坚决执行各项防控措施，关键时刻用实际行动彰显中国共产党人的初心本色、斗争底色。

（二）完善防范化解重大风险体系

完善防范化解重大风险体系，要以预防为主，防范结合，增强应急管理能力和处理急难险重任务能力，关键时刻能够充分发挥作用，快速响应，有力应对，减少人力物力损耗。要健全应急管理领导体制，充分发挥我国的政治优势和组织优势，为重大突发事件应对工作提供坚强的组织保障。要优化和完善应急管理运行机制，明确好应急管理的任务，抓住应急管理的重点，将应急管理覆盖到突发事件的全过程，既要做好突发事件预防工作，争取将矛盾和问题化解在前端，又要做好突发事件应对工作，尽可能减少损失。要构建完善应急管理法治机制，新时代要依靠完善的法治建设来应对重大突发事件，践行法治方式，从法律法规层面为突发事件应对搭建坚实的制度框架，同时还要增强突发事件应急管理法治理念，提高依法应对突发事件的能力。

（三）完善宣传舆论机制

自媒体时代，传播工具多样化，信息传播的速度非常快。重大突发事件发生后，在短时间内就会通过各类自媒体在网络上快速传播，从而引起社会高度关注。如果缺乏必要和有效的宣传引导，往往会引起群众焦虑、恐惧等心理。因此，完善宣传舆论机制，及时准确地公开信息，做到信息发布权威、透明，是十分必要的。统筹网上网下，规范信息发布，让群众通过多种渠道了解政府的作为和事件的进展情况。密切关注舆论动向，及时回应群众关切，把群众关心的问题尽快落实到位。推动网络信息依法、有序传播，对于造谣干扰网络传播环境的，要依法打击处理。加强对外宣传，掌握国际舆论主动权，及时发声，防止国际舆论中的不利因素影响国内突发事件的处理。

（王亚莉，中央党史和文献研究院科研规划部助理编辑）

从大国战"疫"看党的集中统一领导①

▼

习近平总书记在指导抗疫工作时强调："面对新型冠状病毒感染的肺炎疫情加快蔓延的严重形势，必须加强党中央集中统一领导。"坚持党的集中统一领导是马克思主义政党建设的永恒课题，是党的政治建设的首要任务，也是健全完善国家制度和治理体系的必然要求。这场大国战"疫"的胜利，既彰显了党的集中统一领导的显著优势，揭示了坚持党集中统一领导的极端重要性，也为今后继续坚持和完善党的集中统一领导带来深刻启示。

一、在战"疫"中必须坚持党的集中统一领导

（一）坚持党的集中统一领导是马克思主义政党建设的永恒课题

第一，党的集中统一领导是马克思主义政党的建党原则和内在要求。马克思在无产阶级政党建设理论中提出，党必须成为无产阶级革命队伍的领导核心。马克思、恩格斯在总结巴黎公社失败教训时也深刻指出："巴黎公社遭到灭亡，就是由于缺乏集中和权威。"无产阶级政党是革命斗争的坚强堡垒，依靠强有力的领导，加强政治权威与集中统一为马克思主义政党建设指明了方向。第二，党的集中统一领导是中国共产党历史经验的科学总结。中国共产党以"敢教日月换新天"的勇气带领人民实现了民族解放和国家独立，又在改革开放中积极求变，摸索出市场经济

___

① 本文原载于《山东干部函授大学学报》2020 年第 10 期，经授权转载。

体制改革的成功道路，更在新时代中奋勇前行，实现了站起来、富起来到强起来的华丽蜕变。在历史的数次磨难面前，党的集中统一领导成为战胜各种困难挑战的重要法宝。"正是因为始终坚持党的集中统一领导，我们才能实现伟大历史转折、开启改革开放新时期和中华民族伟大复兴新征程，才能成功应对一系列重大风险挑战、克服无数艰难险阻，才能有力应变局、平风波、战洪水、防非典、抗地震、化危机，才能既不走封闭僵化的老路也不走改旗易帜的邪路，而是坚定不移走中国特色社会主义道路"。① 第三，党的集中统一领导是党的领导的最高原则。党的领导涉及政治、思想、组织、作风、纪律、制度等各个方面，其中，政治领导是党的领导中最重要部分。习近平总书记强调："党的历史、新中国发展的历史都告诉我们，要治理好我们这个大党、治理好我们这个大国，保证党的团结和集中统一至关重要，维护党中央权威至关重要。"② 在纷繁复杂的国际发展大势中，在内政国防外交上保持高超的政治素养，作出理性清晰的科学决策，必须依靠党的集中统一领导。

（二）坚持党的集中统一领导是党的政治建设的首要任务

第一，坚持党的集中统一领导是把准政治方向、提高政治能力的有力保证。只有坚持党的集中统一领导，才能在政治建设中净化政治生态，坚定政治信仰，引领政治方向。在党的十九大报告中，习近平总书记提出："保证全党服从中央，坚持党中央权威和集中统一领导，是党的政治建设的首要任务。"③ 在国际社会的共产主义运动中，苏联作为社会主义"老大哥"，却没有巩固和加强共产党的领导，缺少强有力的团结统一的领导核心，在党政关系上处理不当，最终导致苏联解体。党的领导与国家

① 习近平：《在庆祝改革开放 40 周年大会上的讲话》，新华网，http://www.xinhuanet.com/politics/leaders/2018-12/18/c_1123872025.htm，2018 年 12 月 18 日。
②《保证党的团结和集中统一至关重要——学习〈论中国共产党历史〉（十五）》，求是网，http://www.qstheory.cn/zhuanqu/2021-06/02/c_1127518105.htm，2021 年 6 月 2 日。
③ 习近平：《决胜全面建成小康社会 夺取新时代中国特色社会主义伟大胜利——在中国共产党第十九次全国代表大会上的报告》，中华人民共和国中央人民政府网，http://www.gov.cn/zhuanti/2017-10/27/content_5234876.htm，2017 年 10 月 27 日。

民主政治建设是相辅相成的，党的集中统一领导是找准政治方向，提升政治认知力，推进政治建设的有力保证。第二，坚持党的集中统一领导有利于发挥政治建设的统领作用。党的十九大以来，党的政治建设领域拓展到治国理政的各个方面，把党的政治建设作为强本固基的根本性建设，这是由中国共产党的本质属性决定的。党的政治建设抓好了，才能擦亮政治底色，党的政治生命才能永葆生机活力。而党的集中统一领导，是切合马克思主义政党建设的需要和中国特色社会主义事业发展的，更有利于加强政治建设，发挥政治建设在统一全党意志、纯洁党的政治属性、坚定党的政治原则等方面的统领作用。只有在党的集中统一领导下，才能不断提高党的政治建设的水平，围绕政治建设这个重要前提，发挥政治建设的"灵魂性"作用，以强化政治建设为统领深入推进新时代党的建设伟大工程。

（三）坚持党的集中统一领导是完善国家制度和国家治理体系的必然要求

第一，党的集中统一领导有利于发挥国家制度和治理体系的显著优势。坚持党的集中统一领导，全国一盘棋，集中力量办大事是我国国家制度和治理体系的显著优势，而党的集中统一领导，正是使这些优势得以充分发挥的重要前提和根本保证。整个抗疫过程中，在党的集中统一领导下，集中社会各方的力量，把全国一盘棋的制度优势发挥到极致，全国各族人民上下一心，围绕共同的抗疫目标，高效执行抗疫工作的安排，与病毒硬"刚"，和感染速度"赛跑"，最终打赢了这场全国战"疫"。第二，党的集中统一领导是坚持党的领导制度的关键。习近平总书记在庆祝改革开放40周年大会上的讲话中强调指出："中国共产党领导是中国特色社会主义最本质的特征，是中国特色社会主义制度的最大优势。党政军民学，东西南北中，党是领导一切的。"[①] 党的领导制度是摆在

① 习近平：《在庆祝改革开放 40 周年大会上的讲话》，新华网，http://www.xinhuanet.com/politics/leaders/2018-12/18/c_1123872025.htm，2018 年 12 月 18 日。

首位的最高政治领导力量，是位居军帐中的"帅"，发挥党的领导这一最大体制优势，就是要发挥党的领导制度的统帅作用，关键就在于必须坚持党的集中统一领导。

二、不同阶段抗疫工作中党的集中统一领导的体现

（一）战"疫"初期党集中统一领导下的抗疫部署

面对疫情突袭，习近平总书记亲自指挥、亲自部署抗疫工作，为抗疫工作把方向、谋大局。党中央第一时间落实党的集中统一领导，成立疫情工作领导小组，中央政治局及政治局常委先后组织召开21次会议，全面部署疫情防控工作。在党的集中统一领导下，全面考虑并统筹好中央与地方的关系，各地各部门全面贯彻执行党中央关于抗疫的决策部署。在这场史无前例的抗疫战争中，各级党组织按照党中央的统一指挥，推动党的抗疫工作决策和周密部署及时落地。在党的集中统一领导下，全国上下举国同心、步调一致，高效组织，行动积极，统筹调动各方力量，形成强大的社会合力。组织医疗专家组与各地医护人员奔赴湖北、武汉抗疫一线，"火神山""雷神山"多个方舱医院的迅速建成，让世界再次见证了中国速度。更有外国网友留言道，"在美国我们做不到，因为民主党和共和党会为了谁敲锤子谁拿钉子吵个没完"。对比之下，党中央根据疫情形势迅速作出反应，拍板并推进立体防控战略布局，举全国之力驰援武汉、支援湖北，实现了物资紧缺到动态平衡的有力转变，画出了最大抗疫同心圆。这些卓有成效的举措，是在集中统一领导之下才能实现的。

（二）战"疫"中期胶着对垒阶段的严防严控

密切同人民群众的联系，一切为了群众、一切依靠群众是我们党的群众路线。新冠肺炎疫情的发展进入胶着期后，在党的集中统一领导下，集合多元主体和社会各界的力量，协同发力，形成了联防联控的防控机制，构建起了群防群治的严密防线，实现了疫情防控深入到社区、村户的网

格化管理，织就了一张覆盖全国的防控网。基层党组织充分发挥战斗堡垒作用，在党的集中统一领导下积极落实抗疫工作部署，履好职、尽好责，对有感染风险的地区和人员实行地毯式排查，快速公示和追踪感染人员行踪，争分夺秒保证防控工作的准确与透明。广大党员冲锋一线，下沉到基层社区、行政村，排班值守，全国党员积极响应党中央号召，自发捐款83.6亿元，展现了勇于担当的政治品格和以人民为中心的政治立场。

（三）战"疫"后期抗疫工作的突破性胜利

疫情在春节之际暴发，导致大部分企业处于停产、半停产的状态，经济状态低迷，生产经营遭受重创。当疫情蔓延势头得到有效遏制后，党中央及时作出了统筹推进疫情防控和经济社会发展的战略部署，全面有序推动复工复产，逐步恢复社会生活秩序，经济发展稳定向好。在党中央的集中统一领导下，常态化的风险防控成为疫情过后国家高度重视的问题，将风险防控工作的关口前移，治好风险社会的"未病"，把控好常态化防控的每一个环节、每一个领域，对于社会常态安全具有极为重要的意义。慎终如始的紧抓常态化疫情防控工作，外防输入，内防反弹，时刻紧绷日常防控这根弦，是党中央依据疫情发展作出的科学决策。在党的集中统一领导下，我国防疫工作进行到后期已取得决定性成果，尽管当时国内仍然面临着疫情防控的巨大压力，但中国政府仍然尽己所能，秉持构建人类命运共同体和人类卫生健康共同体的理念，向世界伸出援手，先后为150个国家和4个国际组织提供紧急援助，捐赠了包括医用口罩、防护用具、试剂盒在内的医疗物资，并派遣34批抗疫医疗专家组奔赴32个国家，交流分享抗疫经验。

三、坚持和完善党的集中统一领导的经验启示

（一）坚决维护党中央权威

疫情期间，一些别有用心的人造谣"满地无主手机"，片面夸大"敲

锣救母"事件，宣传美国的"特效药"，利用部分武汉疫区人民的心理制造噱头，吸引巨大媒体流量，故意造成社会意识的撕裂，质疑党的领导，抹黑党的形象。在所谓的揭露"真实境况"的日记中，自以为是地代表武汉人民发声，却把武汉人民的英勇坚守、全国人民齐心协力共克时艰的努力置若罔闻。同时，美国政府甩锅追责言论甚嚣尘上，一些政客颠倒是非，借抹黑中国政府与党中央的领导来为自己洗白，党和国家形象也在国内外受到舆论挑战和恶意中伤。因此，坚持党中央的集中统一领导，必须坚决维护党中央权威，对于外国的恶意中伤必须作出有力回击，防止政治权威的弱化与流失，在思想上增强理论自觉和理论自信，加强党的政治领导与思想引领。疫情发生后，习近平总书记第一时间亲临一线指挥战"疫"，当疫情得到有效控制后作出了统筹疫情防控与经济社会发展的战略部署，指导复工工作，成熟的政治领导与高瞻远瞩的战略眼光都证明以习近平同志为核心党中央的领导是至关重要的。维护党中央权威和集中统一领导，必须坚决维护党中央的政治权威。

（二）改善净化党内政治生态

在此次疫情防控工作中，也暴露出官僚主义、形式主义问题，如黄冈卫健委主任对医院情况的"一问三不知"，红十字会物资分配不公、管理失职等。由此可见，反对"四风"、防患官僚主义与形式主义，同动摇党执政基础的行为作斗争仍然是我们党所肩负的长期任务。良好的政治生态是维护党中央权威与集中统一领导的保证，解决党内问题是维护党的集中统一领导的重要前提。必须坚守纪律红线，把规矩立在前面，营造严密的组织纪律，严抓严打"有禁不止"在落实中央决策部署上搞变通、打折扣的行为，防止党的领导被弱化和虚化。必须坚持全面从严治党，营造严肃活泼的政治环境。提高党自我净化的能力，确保群众的批评监督与意见反馈通道的畅通。在选人用人方面坚持公平公正，严格按照忠诚干净敢于担当的标准，保证党内政治生态净化，保证广大党员在原则方向上正确、思想情感上认同、政治立场上找准站位，牢记党的基本理论、路线与方略，不管是在刚性的纪律要求层面还是思想觉悟层面，都要坚守党的集中统一领导的政治原则。

（三）正确处理好集中与民主的关系

全球重大疫情背景下，对比中西方的疫情防控，虽然中国的应对举措获得显著成效并最终取得这场战"疫"的胜利，但西方仍然存在很多无视客观事实，抹黑与质疑中国的声音。有些政客咬定是因为中国实行集中专制的政治体制，所以才在危机应对上具有特殊优势，进而在抗击风险中收效甚快。给中国的集中统一贴上了"不民主"的标签，这是对党中央集中统一领导的歪曲与误解。正确处理好民主与集中的关系，应清楚区分集中与集权的概念。民主的对立面是专制而非集中，集中并不意味着将民主吞噬，更不能被视为是专制集权的一种。党中央决定"封城"、隔离等举措，并不是对自由民主的扼杀，也不是专制集权的显现，这样的集中统一领导，是出于把人民群众的生命财产安全放在最重要位置的考量。坚持党的集中统一领导并不是越俎代庖、背后操刀，相反，集中是为了实现真正意义上的民主，疫情大流行的现实下，人民的生命健康才是真正的民主。必须坚持民主集中制，既要充分发扬党内民主，激发民众创造活力，又要统一全党的思想行动，使决策部署更加高效，大大提高执行力，使得集中统一领导下的民主更能够反映人民群众的呼声和需要。坚持用民主的方式听取意见反馈，反映人民的意志，代表人民的呼声，回应人民的关切，凝聚力量，让民主集中制下的领导方式更好地服务于现实的政治生活。

（四）着力提高领导方式的科学性

党要实现科学民主执政，必须不断完善并优化领导方式，提高领导方式的科学性和针对性。落实党的集中统一领导的原则，仍需注意领导工作落实与具体方法实施二者之间的和谐有效。例如在基层行政村的防疫工作中，用土堆搭建路障实行道路封锁，并没有真正达到阻绝人员往来，限制人员流动的目的，反而影响了后期交通路况。提高领导方式的科学性，就是要改变生硬的工作方法，针对具体问题具体分析，不能因为"硬骨头"难啃就采取一刀切的管理方式。同时应尽量避免刚性管理造成行政成本的增加，提高在重大危机面前党的领导能力、决策能力、应对能力，进一步完善集中统一领导的体制机制，对于党中央的重大决策部署，各级党组织和地方政府要做到令行禁止、快速反应，尽早启动风险与危机应急程序，畅通信息报送渠道，禁止迟报与瞒报现象的发生，使得集中统一领导在风险应对上更加高效灵活。

（杨金卫，山东社会科学院副院长、研究员；

孟豪云，山东科技大学马克思主义学院硕士研究生）

疫情防控下的网络舆情治理体系建设

▼

一、引言

根据中国互联网信息中心 2020 年 4 月发布的第 45 次《中国互联网络发展状况统计报告》中的有关数据，截至 2020 年 3 月，我国网民规模达 9.04 亿，互联网普及率达 64.5%。[①] 在人人都有"麦克风"、人人皆是自媒体的今天，互联网已成为舆论生成的策源地、信息传播的集散地、思想交锋的主阵地。随着新媒体快速发展，国际国内、线上线下、虚拟现实等界限愈益模糊，构成了越来越复杂的大舆论场。

新型冠状病毒（COVID-19）疫情是 2019 年末发生的重大公共卫生事件。由于公众居家是疫情防控的重要手段，公众更加依赖互联网获取信息和表达观点，其网络舆情热度、敏感度和扩散度都远远超过以往。因疫情的公共性、高风险性和影响的广泛性，以及公众对疾病认知的不足、政府信息传播不力等原因，使得网络舆情迅速形成并不断发酵，从地域性舆情转为全国性事件再到全球性公共卫生事件。境内外反动势力借机发起了多轮舆论攻势。从境外来看，有的西方媒体试图污名化中国，将新冠病毒称为"武汉病毒""中国病毒"，污蔑我国对其他国家防疫工作的援助；有的外国机构造谣中国数据造假，指责中国瞒报疫情数据；还有国外政要否认中国抗疫成绩，指责中国行动迟缓。从国内来看，一

---

① 胡蓉：《大数据环境下突发危机事件的网络舆情应对研究》，《芜湖日报》，2020 年 7 月 17 日。

些网民发布、转发不实信息，甚至制造谣言；某些人借个例来攻击政治体制，质疑中国政府的社会治理能力；有人因红十字会的问题全面否定中国的公益体系……个人言论与官方媒体、社交媒体、自媒体在国内国际两个维度相互交织、相互作用，最终形成纷繁复杂的舆论态势。

这一重大公共卫生事件不仅是我国公共卫生应急管理体系的一次考验，也对突发事件时期网络舆情治理能力提出了挑战。在全球化快速发展的今天，经济、科技、文化、环境污染、疾病传播、反恐都已超越国界。[①] 如果舆论引导把握不当，"茶杯里的风波"可能演变成"社会大风暴"，放大社会风险，影响社会稳定，对国家的意识形态安全、国家主权安全构成冲击和威胁。

这种危机现状要求我们国家加快网络舆情治理的步伐，冲破以前互联网管理体制的制度束缚，改革创新，立足国内、放眼全球，建构一种科学有效的网络舆情治理体系。

党的十九届四中全会提出要实现国家治理体系和治理能力的现代化。网络舆情治理是国家治理的重要组成部分。因此，研究重大突发事件中的网络舆情治理，进而探索建立系统、科学、有效的网络舆情治理体系，提升网络舆情治理能力，不仅是坚持正确舆论导向、营造健康舆论氛围、推动网络意识形态工作从决策层面向执行层面转化的需要，也是推动国家治理体系和治理能力现代化的重要课题。

二、疫情相关舆情的特征与治理现状

本文以 2019 年 12 月 12 日至 2020 年 7 月 20 日为监测时间段。对新冠肺炎事件引发的舆情进行分析。

（一）国内舆情特征

新型冠状病毒疫情是新中国成立以来我国发生的传播速度最快、感

①张纯厚：《全球化和互联网时代的国家主权、民族国家与网络殖民主义》，《马克思主义与现实》，2012 年第 4 期。

染范围最广、防控难度最大的一次重大突发公共卫生事件。疫情引发的舆情虽然跟随热点事件呈现出多峰值特性，但从整体趋势上看，跟疫情发展阶段关联，大致可分为六个时期：潜伏期、发展期、爆发期、平稳期、消散期和反弹期，如图 1 所示。

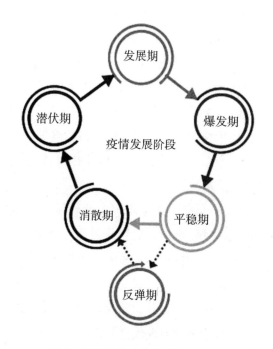

图 1　新型冠状病毒疫情发展阶段

1. 潜伏期（2019 年 12 月 12 日至 2019 年 12 月 30 日）

此阶段属于疫情刚遭遇阶段，事件的关注度还不高，除 12 月 30 日，有 8 人通过微信群传播武汉不明肺炎信息，媒体和网民对事件的关注还停留在一般水平上。此阶段用户微博主要关键词为流感、生猪、非洲猪瘟、猪肉、预防、疫苗等。[①]

2. 发展期（2019 年 12 月 31 日至 2020 年 1 月 19 日）

2019 年 12 月 31 日，武汉几名医生分别在微信群发出"预警"后，

———————————

① 潘文浩、李金津、何必凯、赵守盈：《突发公共卫生事件中网络用户的情感与心理动态分析——以"新冠肺炎"事件为例》，《传媒观察》，2020 年第 7 期。

新冠肺炎疫情舆情开始形成。次日，华南海鲜批发市场休市整治。新京报、澎湃新闻等媒体跟进报道休市及疫情相关新闻。公众很快就联想起2003年暴发的"非典"，舆情形成一次小高峰。后因武汉卫健委发布通告，称"未发现明显的人传人证据"，公众的焦虑和恐惧逐步消退，舆情走势回落。此阶段主要关键词为不明、病毒性肺炎、人传人、治疗、口罩、华南海鲜市场等。

3. 爆发期（2020年1月20日至2月9日）

2020年1月20日，中国工程院院士钟南山首次证实了新冠肺炎能够人传人，此消息立刻在网上引发轩然大波，形成又一次舆情高峰。1月23日凌晨2点左右，武汉官方宣布"封城"。疫区以及周边公众担忧疫病传播对日常生活、自身生命健康的威胁，其他地区公众也高度关注疫情扩散，大量信息很快就在网络空间集聚，迅速在全国范围内形成了新冠肺炎疫情网络舆情。其中，2020年1月31日至2月2日，受"双黄连口服液可有效抑制新冠肺炎"新闻的影响，微博发文数量明显上升。

2月7日晚，疫情相关人物李文亮医生经全力抢救无效去世，话题讨论达到近30天以来的断层峰值，公众对此展开了大量的讨论和缅怀，并延伸出对疫情早期检测和公布、信息处理方式的评论，其中不乏对政府透明度和公信力的质疑。

2月7日起，网民对武汉市政府防控措施质疑，在湖北省红十字会的信任危机和抗疫形式主义等事件上，带来了一定负面影响。①

此阶段主要的关键词为：新增病例、李文亮、驰援武汉、红十字会等。

4. 平稳期（2020年2月10日至3月10日）

随着抗疫的推进，疫情基本趋于稳定，全国确诊病例逐步减少，清零城市逐渐增多，多省下调疫情防控应急响应级别，各行各业开始复工复产，中国式抗疫和制度优势得到网民认可。此阶段主要的关键词为：中国加油、应收尽收、希望、平安等。

---

① 邢鹏飞、李鑫鑫：《重大疫情防控中网络舆情形成机制及引导策略研究——基于新冠肺炎疫情期间网络舆情文本的性质分析》，《情报杂志》，2020年第39卷第7期。

5. 消散期（2020年3月10日至6月10日）

此阶段，随着公共舆情事件的妥善处置，舆情主体注意力开始转移。习近平总书记3月10日赴武汉市考察疫情防控工作，主持召开电视电话会议，发表重要讲话，给抗疫将士、武汉和全国人民以极大鼓舞。国内疫情防控形势持续向好，但是境外疫情却在加速扩散，"外防输入，内防反弹"成为该阶段疫情防控的重中之重，由此引发网络舆情成为新的倾向。

6. 反弹期（2020年6月11日至7月20日）

2020年6月11日起，北京连续出现与新发地农产品批发市场关联的确诊病例，迅速引起全国对国内新冠肺炎疫情复发的高度警惕，对北京疫情风险、农产品安全、病毒溯源等问题的关注和热议。此次疫情与年初疫情不同，北京市做到了信息公开透明，且迅速落实了一系列防控措施。因此，并未出现重大负面舆情，但受新冠病毒疫苗尚未研制成功、国外疫情蔓延态势愈演愈烈等因素的影响，致使事件舆情周期明显拉长。后又因一些媒体失实报道，以及一些正面报道频繁"翻车"引发了一定范围的次生舆情。

（二）国外舆情概况

随着新冠肺炎疫情的不断发展，国际传播也呈现出不同的阶段性特点。

从2020年1月开始，全球媒体密切关注我国疫情加重的情况。日内瓦时间1月30日晚，世界卫生组织召开紧急会议，宣布将新冠肺炎疫情列为"国际关注的突发公共卫生事件(PHEIC)"[1]，各国媒体对此次疫情高度关注，国际传播形势日趋复杂。

国外发生多起歧视华人事件。法国媒体《皮卡尔信使报》1月26日在头版以一张亚洲女性戴口罩的图片作为配图，发表了一篇标题为《黄

---

①《世界卫生组织发布新型冠状病毒感染的肺炎疫情为国际关注的突发公共卫生事件》，新华网，http://www.xinhuanet.com/politics/2020-01/31/c_1125514295.htm，2020年3月1日。

色警报》的头条文章；澳大利亚《先驱太阳报》1月29日的头版报道将新型冠状病毒称为"中国病毒"；意大利第一大报《晚邮报》1月30日用整个版面刊登了题为《中国街，小心病毒：远离中国人，口罩已用尽》的新闻，等等，这些媒体利用新冠肺炎疫情攻击中国，制造和散播恐华情绪。

　　2月中下旬之后，国内疫情基本趋于稳定。随着国外日新增病例超过中国，新冠肺炎疫情关注点出现转变，舆情开始变得多元，多国媒体把原本聚焦于中国的视线转移到欧美病例高发国。[①] 中国在控制好本国疫情的同时，为境外积极提供防疫物资、分享诊疗方案、派出医疗人员进行支援。世界卫生组织3月5日表示中国所采取的严厉防控措施被证实是最有效的方法。国际舆论普遍认为，中国的疫情防控措施可为其他国家提供借鉴。

（三）舆情治理情况

　　习近平总书记强调，在新冠肺炎疫情防控中要"做好宣传教育和舆论引导"，"统筹网上网下、国内国际、大事小事，更好强信心、暖人心、聚民心，更好维护社会大局稳定"[②]。以此为指导，中国政府沉着应对，妥善处理。针对谣言，建立便捷的辟谣体系；对疫情防控工作中表现突出的个人和集体，及时表彰；对境外势力的发难，有理有据有节地回应。同时，政府对在疫情中发生问题的单位或个人，该追责的追责，该撤职的撤职，不姑息迁就，充分彰显了一个负责任大国政府的担当与作为。[③] 可以说，在新型冠状肺炎疫情引发的舆情大考中，我们经受住了考验。

　　当然，舆情治理过程中也暴露出了我国面对重大舆情应对能力的一些短板和不足：体制机制不合理，舆情应对缺乏自上而下的统一部署，

① 张富丽：《中国媒体新冠肺炎疫情报道与国际舆情应对》，《国际传播》，2020年第2期。
② 习近平：《在中央政治局常委会会议研究应对新型冠状病毒肺炎疫情工作时的讲话》，《光明日报》，2020年2月16日。
③ 杜成敏：《〈战"疫"大考，考出了什么样的"中国答卷"〉之舆论攻势篇》，《雷锋》，2020年第4期。

横向的协调互动也不够，不同的机构单独对外发布信息，内容鱼龙混杂；法律体系不完善，具体操作条款少，导致对谣言传播者的责任追究和处罚等方面执行困难[①]；舆情治理尚未形成合力，没有调动民众与其他社会组织的主动性、积极性；媒体管理和引导不力，主流媒体未能发挥其优势，率先报道公众最关心的问题，科学知识普及不及时，给了谣言合适的生存土壤，多数自媒体人由于自身利益诉求以及道德水准，发布、传播未经证实的负面信息，还有些媒体正面宣传过度，产生"低级红""高级黑"的现象，等等。此外，面对纷繁复杂的舆情数据，政府部门专业化人才欠缺，舆情治理技术和手段不高，也降低了舆情治理的效率。

三、"治理"相关理论

网络舆情治理是社会治理的一个重要方面，它们的相关理论是相通的。在此，我们着重讨论"治理体系"和"四个治理"两个概念。

（一）"治理体系"的理论内涵

与"治理"相似的概念是"管理"。"管理"是从上到下的，政府为单一核心主体的一种相对强制的行政行为。"治理"则是指政府、企业、社会组织和公民的协调行为。相比之下，治理更强调多方力量参与及发挥作用。[②]

多年来，我国各地通过"管控型"模式建立起比较规整、统一的社会秩序，地方政府具有强健的社会组织能力和民众动员能力，对于推动社会建设起到了积极作用，但这种运行模式的弊病日益突出。市场经济的发展、公民社会的壮大以及网络公共空间的兴起，极大地改变了我国国家与社会之间的权力关系，也推动了政府治理模式由统治主义向治理

---

① 周靖华：《大数据时代政府网络舆情治理策略研究》，海南大学，2018 年 12 月，第 17 页。
② 顾珊珊：《自媒体时代网络舆情治理的困境与出路研究》，西北大学，2018 年 12 月，第 15 页。

主义的转型①。

　　党的十八届三中全会审议通过的《中共中央关于全面深化改革若干重大问题的决定》中，首次提到了"治理"的概念。从历次中央全会的提法中看，我们党在社会治理实践中进行了长期探索，先后经历了从"管理"到"治理"的跃迁、从"管控格局""管理体制"到"治理体制""治理格局""治理体系"的升华。"治理体系"的提出是理论上的一大创新。具体演变历程如下表②。

表 1 　"治理体系"理论演变历程

党的十四届三中全会	加强政府的社会管理职能
党的十六大报告	完善政府的经济调节、市场监管、社会管理和公共服务的职能
党的十六届三中全会	完善政府社会管理和公共服务职能
党的十六届四中全会《决定》	加强社会建设和管理、推进社会管理体制创新。建立健全党委领导、政府负责、社会协同、公众参与的社会管理格局。
党的十八大报告	要围绕构建中国特色社会主义社会管理体系，加快形成党委领导、政府负责、社会协同、公众参与、法制保障的社会管理体制
党的十八届三中全会	加快形成科学有效的社会治理体制
党的十八届五中全会	完善党委领导，政府主导、社会协同、公众参与、法治保障的社会治理体制
党的十九大报告	打造共建共治共享的社会治理格局
党的十九届四中全会《决定》	完善党委领导、政府负责、民主协商、社会协同、公众参与、法治保障、科技支撑的社会治理体系

---

① 王秀红、韦媛媛:《从管控到治理：突发事件网络舆情的政府应对》,《湖北工业大学学报》, 2015 年第 30 卷第 6 期。

② 青连斌:《坚持和完善共建共治共享的社会治理制度》（上）, 中共中央党史和文献研究院干部培训网, http://ds.gwypx.com.cn/portal/course_detail.do?menu=course&courseId=6944, 2020 年 4 月 10 日。

（二）"四个治理"的理论内涵

党的十八届三中全会通过的《中共中央关于全面深化改革若干重大问题的决定》，对创新社会治理体制和改进社会治理方式明确提出"四个治理"原则，即"坚持系统治理、依法治理、综合治理和源头治理"。党的十九届四中全会通过的《中共中央关于坚持和完善中国特色社会主义制度、推进国家治理体系和治理能力现代化若干重大问题的决定》将"加强系统治理、依法治理、综合治理、源头治理"作为"把我国制度优势更好转化为国家治理效能"的重要途径。从"坚持"到"加强"，表明党中央对"系统治理、依法治理、综合治理、源头治理"重视程度的不断增强。①

系统治理，注重多元主体的协同共治②。它强调坚持党委的核心领导地位、发挥政府治理与服务作用、鼓励社会组织协同参与、提升居民参与意识和能力③。

依法治理，注重依法创新社会治理。它强调科学立法、严格执法、公正司法、自觉守法，运用法治思维和法治方式凝聚社会共识、化解社会矛盾、维护社会稳定、增强社会活力，提高治理的法制化水平。

综合治理，注重多种治理手段并用。它强调要加强社会道德建设，充分运用法律、行政、道德等多种手段，来解决社会问题。

源头治理，注重治理的置前防范。它既强调发现在早、防范在先，将风险化解在萌芽状态；又强调在源头上狠下功夫，更多关注改善民生，保障老百姓福利和公平正义，体现"以人为本"的治理思路。

"四个治理"坚持了马克思主义基本原理，做到统筹兼顾、重点论与两点论的统一，构成了治理能力的体系。系统治理是核心，回答了"谁

---

① 胡象明：《"四维治理"："中国之治"的创新建构》，《国家治理》，2019 年第 46 期。

② 黄静：《习近平社会治理思想研究》，重庆理工大学马克思主义学院，2019 年 3 月。

③ 秦龙、高健：《论多元主体的中国特色社会治理共同体的构建》，《"改革与创新——当代世界社会主义的理论与实践"学术研讨会暨当代世界社会主义专业委员会 2014 年年会论文集》，2014 年 11 月，第 244—250 页。

来治理"的问题；依法治理是重要保障，回答了"依据什么"的问题；综合治理是重要手段，回答了"如何治理"的问题；源头治理是根本，回答了"重心在哪"的问题。

深刻理解"四个治理"及其相互关系，对于各级党委、政府推进国家治理体系和治理能力现代化的实践具有重要意义。

四、构建基于"四个治理"的网络舆情治理体系

构建基于"四个治理"的网络舆情治理体系，就是用"四个治理"思想为指导，建立起舆情治理的一整套体系，包括：结构体系、制度体系、运行体系、方法体系和风险防范体系等，对舆情治理进行整体规划、统筹推进，并做好舆情治理效果的评估反馈，不断纠正偏差，动态完善。

（一）基于"系统治理"思想，构建结构体系

结构体系解决的是舆情治理主体，以及治理主体间的关系问题。"系统治理"思想强调要依靠党的组织力[①]，即政治领导力、思想引领力、群众组织力、社会号召力（以下简称"四力"），构建起党政部门正面主导、主流媒体主动响应、领域专家合理发声、社会组织和公民积极参与的多元主体协同的结构体系。

1. 加强政治领导力，发挥政府主导作用

加强政治领导力，就是要"加强党委领导，发挥政府主导作用"，充分发挥党总揽全局、协调各方的领导核心作用。第一，增强各参与主体的联系。[②]政府从管理型向服务型转变，担当宏观调控角色，以政府、企业、公众和社会组织构成的关系网络为基础，制定合理的协商规则，

---

① 徐文秀：《【中国稳健前行】应对突发事件是组织力建设的重大课题》，求是网，http://www.qstheory.cn/wp/2020-04/26/c_1125907318.htm，2020 年 4 月。
② 谢新洲、宋琛：《构建网络内容治理主体协同机制的作用与优化路径》，《新闻与写作》，2021 年第 1 期。

为主体权益提供保障。第二，做好多领域统筹，充分考量网信、科技、公安等部门的主要职能，明晰舆情相关的工作运行机制和责任体系，既避免职能交叉，又做好跨部门协同配合，确保网络舆情治理工作能够步调一致、各司其职、运行顺畅。

2. 提升思想引领力，壮大主流舆论

提高思想引领力，就要进一步提升主流媒体的传播力、引导力、影响力、公信力。作为舆论引导工作的具体参与者、主力军，主流媒体应坚持不懈地用习近平新时代中国特色社会主义思想武装全党、教育人民、指导实践，用马克思主义的世界观和方法论引领网民生活，提升网民在日常生活和网络舆情中的辨析能力。在舆情爆发时，应充分发挥党报党刊、电视广播、网络传播的作用，及时发布权威信息，公开透明回应群众关切，做好舆情引导；舆情平稳后，应及时宣传英雄事迹、讲好先进典型故事，用先进典型引领社会思潮，凝聚社会共识。

3. 增强群众组织力，调动群众参与的主动性

党的十九大报告指出，要推动工会、共青团、妇联等群团组织增强政治性、先进性、群众性，发挥联系群众的桥梁纽带作用，组织动员广大人民群众坚定不移跟党走。[①] 群团组织是党委政府职能的重要补充，具有与基层群众联系更为紧密的天然优势。可以通过它们，广泛了解民情、听取民意、吸纳民智，将舆情防控关口前移，将社区能解决的问题化解在基层，防止舆情信息进一步在网络上扩散，给社会造成不良的影响；加强对疫情防范知识宣传普及，讲好中国"抗疫"故事，动员群众互帮互助，营造强信心、暖人心、聚民心的环境氛围，调动群众参与舆情治理的主动性，实现从"要我参与"到"我要参与"的转变。

4. 增强社会号召力，吸纳社会组织参与治理

政府监管的行业协会、志愿服务及公益慈善组织等类型的社会组织，

---

① 习近平：《决胜全面建成小康社会　夺取时代中国特色社会主义伟大胜利——在中国共产党第十九次全国代表大会上的报告》，新华网，http://www.xinhuanet.com/politics/19cpcnc/2017-10/27/c_1121867529.htm，2017 年 10 月 27 日。

具有桥梁衔接、技术处理等优势且和政府共生于同一体系^①，在弥补政府的不足、疏解社会矛盾的过程中发挥着不可替代的作用。政府要转变传统的行政管理理念，将社会团体、组织视为合作者，建构自下而上与自上而下相结合的双向沟通体制；在政策上给予社会组织参与的优惠，降低参与的门槛；在工作中给予社会组织一定的自主性，为其专业性的发挥留足空间。此外，还要建立和完善社会组织监督机制，防止任何社会组织在发展壮大过程中出现的偏差。

（二）基于"依法治理"思想，构建制度体系

制度体系是由法律法规和规章制度、技术规范等组成的一套保障舆情治理高效运转的办事规程和行动准则。坚持网络舆情依法治理，就是要在法律的框架下形成一套完善的制度体系，并从科学立法、严格执法、公正司法、自觉守法各环节发力，促使各治理主体树立依法治理理念，自觉维护和遵守相关法律法规；消除网民对于进行网络表达和政治参与的疑虑，共同营造风清气正的互联网氛围。

1. 完善网络舆情基本法规制度

健全完善的法律制度是依法治理的前提。当前，以《网络安全法》为主的网络舆情治理法律法规立法内容粗疏，难以应对舆情监测与依法治理的沉重任务。^②我们应以现有法律法规为基础，对网络舆情治理的相关条文进行整合梳理，尽快出台一套主体责任明确、边界清晰的网络舆情基本法^③，为网络舆情形成常态化治理提供坚实的法律保障。

立法应具有前瞻性。考虑到网络技术飞速发展，立法者要及时了解网络舆情的发展状态及其发展中的问题，不断对相关法律或制度进行相

---

① 张玉亮、杨英甲：《社会组织参与突发事件网络舆情治理的角色、功能及制度实现》，《现代情报》，2018 年第 12 期。

② 崔毅：《略论新媒体时代我国网络舆情监测与应对的法律治理》，《法制博览》，2020 年第 35 期。

③ 姚倩、田宇：《基于政府视角网络舆情法治化治理研究》，《理论界》，2020 年第 10 期。

应调整，及时对不适应时代的法律条文或规章制度进行淘汰或修订更新，增强立法的时效性。

立法需提高可操作性。第一，广泛征求多方意见，动员公众一起参与立法工作，以增强法律的创新性、实用性，以及增强民众对法律的认同感和参与法治的责任感。第二，对不法行为需进行更为明确的定义并加大其处罚力度，提高不法行为的违法成本，从而提高法律的威慑力。

2. 建立健全应急引导多元主体协同机制

传统意义上，网络舆情应急引导的主体只有政府及相关部门，随着网络社会的发展，这个主体逐渐呈现多元化趋势。

政府及有关部门要明确主体责任，探索"平战结合"的网络舆情应急引导工作体系。可以通过整合政府内部有关部门职能，设立网络舆情监测和应对的中心机构，一方面负责制定舆情风险处置应急预案，明确组织架构和各部门责任人，明确各部门分工，编制舆情风险处置流程，制定各种舆情的处置措施，并组织开展模拟演练。另一方面负责协调舆情事件所涉及的各部门共同治理，实现跨部门、跨地区、跨层级资源整合、信息共享，加强部门之间的纵向、横向协同，解决多头执法难题。当前，网信办也在摸索部门联动新模式，但如何具体协调各部门共同治理舆情事件，理论走向实践仍需要进行探索。[1]

同时要注重多方协作，充分发挥主流媒体及新闻从业者的积极性和能动性；团结有社会影响力和号召力的社会组织（团体）、企业等参与；充分调动群众参与的积极性，挖掘不同层次引导主体的潜力，形成"团体梯队作战"的强大合力。[2]

3. 建立健全信息发布机制

信息发布制度不但是一个简单的制度，它还是公众知情权的基本保障，是政府公信力的基本体现。我们应加强以施政行为公开为引领，以新闻发言人为核心，以主流媒体为中坚和以政务微博微信等为代表的信

---

① 姚倩、田宇：《基于政府视角网络舆情法治化治理研究》，《理论界》，2020 年第 10 期。
② 于姗姗、陈建华：《重大疫情网络舆情的应急引导机制研究》，《情报科学》，2020 年第 38 卷第 9 期。

息发布制度。要注重信息发布的联防联控,横向上打破部门之间的信息壁垒,实现跨部门联系、协调和整合,减少多部门发布造成的资源浪费并提高效率,为民众提供更加优质的信息服务;纵向上打通"政府—社会—公众"这条路径[1],建立政府与社会、公众之间良好的信息交流机制。既要发挥互联网平台信息交流的作用,也应督促互联网企业落实互联网平台信息管理主体责任,制定本平台网络信息内容治理细则,健全账号管理、信息发布、内容审核、评论审查和网络谣言信息处置等制度,做好网络"把关人"。

4. 建立健全民主监督机制

将网络舆情的起因、经过以及结果都公布于法律的阳光之下,接受有效的民主监督,是维持网络舆情正常走向的重要机制。政府部门要善于运用法治思维和法治方式公正司法,谨慎、合理、合法行使自由裁量权;完善执法监督体系,有效制约权力越界,自觉接受广泛的执法监督;畅通信息沟通和舆情反映渠道,保障公众充分参与且行使自由的表达意见的权利。

5. 建立健全责任追究机制

完善责任追究机制,需要对各部门和单个人员的职责作出明确,建立责任清单,确定责任等级。在舆情事件平息后,政府需要对网络舆情危机的应对进行评估和反思,要对处置不当或者失职的情况进行问责,对媒体失实报道进行追责,不仅追究当事人的责任,还要追究直属领导的责任。对于在舆情应对中造成重大影响的政府官员,一旦事实彻查清楚,则严格按照相关的规范和法律规定,给予相应的处罚。[2]

6. 建立健全评价反馈机制

在尽力化解舆情危机的同时,还必须做好总结反思。首先,应建立一套完善可行的评价体系,从研判预警能力、信息发布能力、应对能力、与公众的互动沟通能力、最终效果等方面设置相应评价指标,通过自我

---

① 刘时雨、许静:《整体性治理视角下的疫情信息发布》,《新媒体与社会》,2020 年第 2 期。
② 荆昭君:《自媒体时代政府网络舆情危机应对研究》,郑州大学,2019 年 5 月,第 49 页。

评价和第三方评价，找出舆情治理中的成绩与教训，总结优点与不足，并将反馈结果融入后期的舆情应对全过程，不断提高舆情治理能力。其次，要注意收集民众的意见和建议，以此为基础随时调整舆情应对策略，真正实现服务人民。

7. 建立法治宣传工作机制

要实现真正的法治，还需要培育各网络参与主体的守法精神。守法需要自觉，更需要制度来保障。严格的执法程序和公正的执法结果对网民具有重要的实践教育意义，可以用真实的违法犯罪案例警示教育公民以身作则、遵纪守法。越是群众关心的热点难点问题，越应该成为普法的最佳时机①。比如，在舆情上升期，政法机关可多发布与事件相关的法律保障措施，以安抚人心。在舆情消散期，则适合发布专业性、研究性的解读，详细阐述定性依据，引导舆论更深层次的思考。②

（三）基于"综合治理"思想，构建方法体系

方法体系是推动舆情治理工作所采取的技术、手段和策略的总和。网络舆情治理是一个复杂的综合治理问题，在运用本文前述法律的、行政的、制度的行政手段的同时，也应注重运用互联网、大数据等新技术手段，以及疏导、教化等柔性措施。

1. 做好舆情疏导

习近平总书记强调，"要及时发布权威信息，公开透明回应群众关切，增强舆情引导的针对性和有效性。"③

舆情引导要注重方式，分阶段进行④：

第一个阶段：应急通报。面对纷乱嘈杂的舆论阵地，第一时间表态

---

① 魏哲哲：《用有责任的普法提升守法自觉》，《人民日报》，2017 年 5 月 22 日。
② 周林林：《在舆情回应中如何巧妙普法》，《人民周刊》，2017 年第 22 期。
③ 习近平：《以更坚定的信心更顽强的意志更果断的措施坚决打赢疫情防控的人民战争总体战阻击战》，《人民日报》，2020 年 2 月 11 日。
④ 王彩平：《突发事件舆论引导的挑战、理念与方法》，中共中央党史和文献研究院干部培训网，http://ds.gwypx.com.cn/portal/play.do?menu=course&id=1165493。

就是占领舆论制高点，掌握定义权。在此过程中，需注意核事实、拟口径、定谁说，把握好上级意图、媒体关注和百姓诉求，注重快讲事实、重讲态度、多讲措施、慎讲原因。

第二个阶段：持续回应。该阶段应注重找准爆发点，站对立足点。迅速回应事件的相关问题及事实，表明核查态度。网上网下要同时并行回应，网上回应重事实发布，网下回应重解疑释惑。最晚在这个阶段，主要领导一定要出来表态。

第三个阶段：舆论导控。对于突发事件本身引发的舆情，第一时间就要想办法去标签化，避免大众把个案泛化为普遍现象，把偶发总结为必然结果；要注重科学，一般人不懂，就要告诉大家该怎么防疫；以公共话语设置议题时，要依法依规，生命至上，道义至上。当政府工作遭到质疑，引发舆情时，应科学处置，迅速切割，将已做的工作成效与已发生的错误分离，实现话语权的重新把握。

第四个阶段：善后处理。该阶段是为了进一步扩大主阵地，赢得主动权，要多发布措施。比如：第一位患者出院时，一定要作为一个典型来宣传。

第五个阶段：形象重塑。可以将防疫过程中吸取到的教训作为一个议题展示出来，以示对未来工作的指导。

2. 运用大数据等新兴技术

无论是舆情的生产环节还是传播环节，技术都参与了其中并且扮演着越来越重要的角色。随着我国大数据战略的逐步实施与深化，大数据已经成为舆情治理的重要助力。大数据技术具备先进的搜索、挖掘、定位和深度分析等功能，能够为舆情风险防控提供丰富可靠的数据资源和强有力的技术支撑。运用大数据的 Hadoop、No SQL 等技术，能实时监控社会舆情发展动态；将大数据与搜索引擎技术、语义分析和文本挖掘技术等相结合，可以对舆情线上和线下数据、显性和隐性数据进行海量采集与精准识别；运用大数据社交网络分析、时空轨迹分析、智能媒体分析和机器统计分析等技术，能实现对舆情的风险分析，等等。因此，在网络舆情治理中，我们要深化运用大数据监测、存储、挖掘、分析和整合等技术，引进国际创新技术资源，鼓励企业加强大数据技术及相关产品的研发合作。①

3. 突出道德教化

"人"的问题始终贯穿于舆情发展始终，网络舆情治理首先是对"人"的治理。唯有秉持德治和法治相结合的治理理念，培育网络素养高、社会责任感强、高度理性自律的中国好网民，方能积极应对网民结构多元化带来的舆情治理挑战。

道德教育应针对不同类型的主体，施以分众化教育。网络参与主体可划分为"关键少数"和"绝大多数"。"关键少数"主要是信息供给者；"绝大多数"则主要是传播者和受众。

对于"关键少数"，我们要做好他们的思想政治工作，把他们发展为各大互联网平台的"意见领袖"，鼓励他们在网络空间正面发声，解释重大现实问题，回应网民关切，批评错误观点、揭发网络谣言，引领网络舆论正向发展。

"绝大多数"包括青少年和草根网民等。其中，大学生是特殊的网民群体，基本 100% 都是网民，是网络舆情活动的主要参与者，我们需要加深关注，开辟高校网络道德教育这个新阵地，在高校思想政治教育理论课中嵌入媒介素养教育内容，提高大学生对错误观点的免疫力和抵抗力，自觉做到不信谣、不传谣。针对草根网民，要在他们活动频繁的抖音短视频、快手视频等社交媒体布局教育方阵，采取艺术渗透的方式，将网络道德教育日常化、生活化。同时，要及时关注草根网民的社会心态变化，利用互联网搭建与群众交流的信息平台，以对话交流、心理辅导的方式及时疏导不满情绪、化解社会怨气，培育理性平和的社会心态。

（四）基于"源头治理"思想，构建风险防范体系

风险防范体系是对舆情的产生、发展进行监控、预测，从根源上防范舆情风险突变扩大所采取的技术、手段和策略的总和。

---

① 何振、卢坤：《突发事件社会舆情风险生成演化及防控研究》，《湘潭大学学报（哲学社会科学版）》，2020 年第 44 卷第 2 期。

根据网络舆情演变的规律，突发事件舆情的应对，一般分为事前、事中和事后三个阶段。目前的研究多集中在对突发性事件舆情的应急处理机制上，这虽然是将网络秩序恢复到正常状态的重要机制，但终究只是网络舆情治理的善后措施。坚持源头治理，要从偏重事后处置向更加重视源头治理转变，做好风险监测和预警[①]，并注重解决深层次危机，降低舆情风险。

1. 做好风险监测和预警

风险潜伏期是风险监测的黄金时期，当前管理部门要借助互联网采集与智能过滤处理等技术，对突发事件舆情风险源进行全天候监测，并通过大数据对其做好自动抓取、主题分类和数据整合等基础性工作。

要建立健全风险预警机制。通过数据挖掘、分词技术、语义分析、情感识别等技术和舆情监测软件对网络舆情警兆进行系统监测和动态跟踪，对舆情数据可视化展示分析，借助警区进行风险预警预报等。

2. 切实解决深层危机

仔细审视疫情引发的网络舆情，其问题并不仅仅在于线上，线下的疫情应急处置、政府危机应对、应急管理物资调配、宣传方式、城市运行保障、社会心态等现实问题，也是引发舆情风险的关键[②]。解决好这些现实问题，是预防舆情危机最有效的策略。

重视"无形"的社会心态疏导。政府科学应变，联合媒体第一时间发布权威信息，及时辟谣，做到疫情实时数据的透明化与公开化；建立健全各级各类心理疏导机制，发挥社区在信息传递中的作用，宣传普及疫情防控知识；引导民众参与创造性的劳动实践，转移重大疫情给民众所带来的生命焦虑。[③]

① 何振、卢坤：《突发事件社会舆情风险生成演化及防控研究》，《湘潭大学学报（哲学社会科学版）》，2020 年第 44 卷第 2 期。

② 人民网舆情数据中心舆评与咨询研究团队：《疫情启示录：重大疫情发生后潜在舆情风险评估及防范（上）》，人民网，http://yuqing.people.com.cn/n1/2020/0217/c209043-31589793.html，2020 年 2 月 17 日。

③ 王莹莹：《突发公共卫生事件下社会心态分析与引导——以新冠肺炎疫情为例》，《阜阳职业技术学院学报》，2020 年第 31 卷第 3 期。

重视"有形"的社会问题的解决。超前谋划，布局防患，以高效的应急机制、高级的科学防范、扎实的应急预案来应对疫情；提高地方政府工作效能和领导干部应急管理素养，规范公职人员言行；组织和动员民间力量，提高救灾物资分配效率，保障医疗物资、生活物资的合理有效分配；及时出台帮扶政策，帮助受疫情影响的行业渡过难关，[①] 等等。在重大疫情危机结束后，要全面复盘疫情防控和应急处置中反映出的各类问题，进一步完善常态化疫情防控与局部应急处置机制，建立长效机制，将风险防范融于日常工作中。

（五）基于"四个治理"的网络舆情治理体系的应用

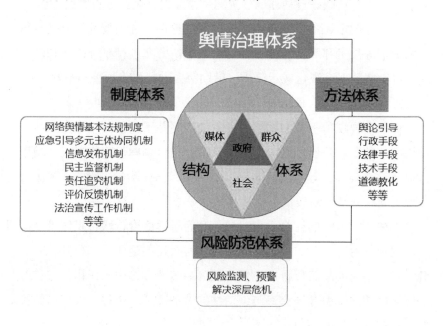

图 2　网络舆情治理体系结构图

如图 2 所示，在基于"四个治理"的网络舆情治理体系中，结构体系是治理的核心，制度体系是治理的重要保障，方法体系是治理的重要

---

① 人民网舆情数据中心舆评与咨询研究团队：《疫情启示录：重大疫情发生后潜在舆情风险评估及防范（下）》，人民网，http://yuqing.people.cn/n1/2020/0218/c429238-31591667.html，2020 年 2 月 18 日。

手段，风险防范体系是治理的根本。结构体系、制度体系、方法体系、风险防范体系共同构成了基于"四个治理"的网络舆情治理体系。将"四个治理"理论转化为网络舆情治理体系的各分体系，体现了理论与实践相结合，认识论与方法论的统一。

基于"四个治理"的网络舆情治理体系是一个有机结合的整体，在舆情治理过程中，各分体系既相互配合，又各自发挥独特作用。如前所述，疫情引发舆情发展阶段包括潜伏期、发展期、爆发期、平稳期、消散期和反弹期，在不同的阶段，舆情治理的重点和参与主体都不同，各分体系发挥的作用也不同（见图3）。

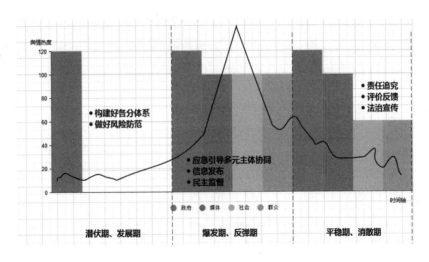

图 3　疫情引发舆情各阶段的治理重点和参与主体

在舆情潜伏期，结构体系和风险防范体系发挥主要作用，治理主体主要是政府及有关部门。一方面要构建好网络舆情治理体系各分体系，明确多元主体联合治理的理念，设计好相关的治理制度和运行机制，并抓好落实；另一方面要做好舆情监测预警，并注重用利民举措化解社会深层次矛盾，减少舆情发生的概率。

一旦发现舆情小高峰，舆情监管部门应密切监测目标舆情，做好应对处置准备，并及时上报。涉事各方应迅速组织调查，核查事实，分析原因，找出解决问题的办法。

在舆情爆发期以及反弹期，结构体系、制度体系和方法体系共同发挥作用。政府应迅速启动重大网络舆情应急引导多元协同机制，成立专门的舆情治理领导小组，统筹风险防范、应急处置、媒体发布、社会动员、地区联动等方面，多元主体同时发力，相互配合，互为补充，采用刚性、柔性手段相结合，线上、线下联动等方式，实现对舆情的有效治理，同时做好执法监督。

在舆情进入平稳期，并逐步消散时，还存在反弹的风险。该阶段结构体系、制度体系发挥重要作用。此时，仍需要发挥多元主体的协同作用。舆情监管部门不可放松警惕，应继续密切监测目标舆情，分析舆情走势；媒体应做好解疑释惑、方向转化，讲好抗疫故事，弘扬抗疫精神，讲好中国故事，彰显大国担当；政法机关要对造成舆情事件的相关人员追究责任，并做好法治宣传；最后，政府部门要利用评价反馈机制，做好总结反思，不断健全和完善舆情治理工作机制，提高治理能力。

五、结语

疫情也好、舆情也罢，每次大考都是我们提升治理能力的契机。通过及时地补短板、堵漏洞、强弱项，该坚持的坚持，该完善的完善，该建立的建立，该落实的落实，才能确保我们的能力和信心始终在风险水位之上。

网络世界瞬息万变，网络舆情也还会有更多的新特点，新变化。我们需要从多方入手，整合治理主体、治理客体、治理手段、治理平台等多维要素，立足于网络社会大环境和网络意识形态新特征，坚持系统治理、依法治理、综合治理、源头治理原则，从网民培育、平台自治、媒体引导、技术监管、环境优化等多方面入手，为应对挑战、破解舆情治理困境提供可行性对策。这是新时代坚持和发展中国特色社会主义的必然要求，是推进国家治理体系和治理能力现代化的重要命题，是维护我国网络安全和政治安全的应然之义。

（颜菲，中央党史和文献研究院离退休干部局）

从疫情防控阻击战看中国治理体系优势

▼

2019 年末突发的新型冠状病毒席卷中国各地，这是新中国成立以来，在我国发生的传播速度最快、感染范围最广、防控难度最大的一次重大突发公共卫生事件①。正如习近平总书记指出的"这次疫情是对我国治理体系和能力的一次大考"②，面对灾难般的传染性疾病考验，全国人民在党中央统一领导、统一指挥下，实施最全面、最严格、最彻底的防控举措，疫情防控阻击战取得重大战略成果，国内疫情已经得到基本控制，国外输入性病例的增长势头逐渐减弱。在这场疫情大考中，中国治理体制发挥出了独特优势和效能，交出了令人民满意的最好答卷。

一、实现全国一盘棋，确保高效有序运转，彰显决策体制优势

我国现行治理体制的一大显著优势，就在于高效的决策体制，特别是遇到突发事件能够及时应对、迅速决策，集中力量采取有力措施，最大限度减少损失，这也是我们这次能够成功阻击疫情的根本前提。面对突如其来的疫情，党中央高度重视，始终把人民生命安全和身体健康放在第一位。疫情发生以后，以习近平同志为核心的党中央立即作出周密部署，并在大年初一召开中共中央政治局常委会，迅速成立中央应对疫情工作领导小组，把阻击疫情作为最重要最紧迫的任务，建立了上下贯

---

① 习近平：《在全国抗击新冠肺炎疫情表彰大会上的讲话》，人民出版社 2020 年版，第 3 页。

② 习近平：《在中央政治局常委会会议研究应对新型冠状病毒肺炎疫情工作时的讲话》，《求是》，2020 年第 4 期。

通、区域协作、军地协调、全民动员的工作机制，开展了一场与病毒赛跑的疫情阻击战。中央政治局常委会、中央政治局召开21次会议研究决策①，研判疫情形势变化，部署相应防控工作。中央应对新冠肺炎疫情工作领导小组召开20多次会议，充分发挥联防联控机制作用，贯彻落实中央决策部署。1月7日，在疫情出现初期，习近平主持召开中央政治局常委会会议时，专门对做好疫情防控工作提出要求；1月20日，习近平总书记作出指示，要求坚决遏制疫情蔓延势头，及时发布疫情信息；1月25日，农历大年初一，中央决定成立应对疫情工作领导小组，并向湖北等疫情严重地区派出指导组；2月3日，习近平总书记强调，要同时间赛跑、与病魔较量，坚决打赢疫情防控阻击战，并指出疫情防控要坚持全国一盘棋；2月5日，习近平总书记指出，要始终把人民群众生命安全和身体健康放在第一位，切实推进依法防控、科学防控、联防联控；2月26日，在疫情蔓延势头得到有效遏制后，中央又提出要精准稳妥推进复工复产；4月29日，在武汉在院新冠肺炎患者清零后，中央又研究部署常态化疫情防控举措……正是因为在疫情发展及控制的每一个重要时间节点，中央都反应迅速、决策有效、措施得力，带领14亿人民同舟共济、众志成城，同疫情展开顽强斗争，"用1个多月的时间初步遏制疫情蔓延势头……用3个月左右的时间取得武汉保卫战、湖北保卫战的决定性成果"，进而又在东北地区和北京、乌鲁木齐等地打了几场聚集性疫情歼灭战，"夺取了全国抗疫斗争重大战略成果"②。在重大危机面前，各级党委政府紧跟中央步伐，从启动重大突发公共卫生事件一级响应机制，到采取延长假期、推迟复工、进行隔离等一系列举措应对疫情，再到有序推进复工复产，抓好常态化防控，加快推进生产生活秩序全面恢复，实现全国一盘棋，上下贯通、高效运转。在这次疫情防控中，我们的决策体制能够做到如此科学、高效、有力，就在于我们党没有把自己的利益放在第一位，而始终把

---

① 习近平：《在全国抗击新冠肺炎疫情表彰大会上的讲话》，人民出版社2020年版，第4页。
② 习近平：《在全国抗击新冠肺炎疫情表彰大会上的讲话》，人民出版社2020年版，第3—4页。

人民群众生命健康和生命安全摆在第一位，不会像有些西方国家那样出现利益集团施加影响、政党之间互相倾轧、三权分立相互掣肘，从而陷入无休止的争论和冗长的决策过程，甚至出台存有偏差的疫情措施，而贻误疫情控制的大好时机；就在于我国实现中央集中统一领导的政治体制，党内实行少数服从多数、下级服从上级、地方服从中央的领导体制，使决策执行过程阻力较小，保证了决策高效、迅速落地，得到不折不扣的执行。

二、集中力量办大事，调动一切积极因素，彰显举国体制优势

在中国特色社会主义制度下，我们能够举全国之力，解决疫情防控中的人力、物资、资金、技术等重大短板问题，这种举国体制是我们国家治理体制的一个突出优越性。新冠疫情暴发之后，湖北省武汉市成为了重灾区，习近平明确指出："只有集中力量把重点地区的疫情控制住了，才能从根本上尽快扭转全国疫情蔓延局面。"[①] 面对医护人员不足、医疗物资短缺等问题，大年三十正当万家团圆之时，多地医护人员、医疗物资驰援武汉。全国 19 个省份对口支援湖北武汉以外16 个市州及县级市，四万两千多名医护人员奔赴湖北，勇敢逆行，"北协和、南湘雅、东齐鲁、西华西"，全国医疗界精锐部队尽数出征，进行一场抗疫"大会师"。面对最难啃的重症救治"硬骨头"，呼吸机、ECMO 尽最大可能保障湖北和武汉供应。被誉为 ICU "救命设备"的 ECMO，全球存量仅有千余台，湖北就集中了 100 多台，其中约 80台集中在武汉。在医院床位饱和的严峻形势下，本着"人民至上、生命至上"的原则，集中数万名建设者短短十几天的时间里建成火神山和雷神山医院，共设近 2600 张床位，展现出令世界惊叹的中国速度、中国规模、中国效率。作为这次抗疫的创新之举，建设者们还争分夺

---

① 习近平：《在中央政治局常委会会议研究应对新型冠状病毒肺炎疫情工作时的讲话》，《求是》，2020 年第 4 期。

秒搭建了 16 座方舱医院，开放床位 14000 多张 ①，"宁可让床等人，也不要让人等床"，累计收治患者 12000 人。武汉每 4 名新冠肺炎患者中就有 1 人在方舱医院治疗，从而有效阻断病毒的传播，大大缓解了各大医院的收治压力。武汉实施封城以后，为解决好 900 万人的生活保障问题，各种生活和防疫物资从全国各地源源不断输往武汉，全市米面油肉生活物资库存量可满足 30 天以上，活鱼供应也成常态，没有出现物资短缺。正是把人民群众生命安全放在第一位，举全国之力，集优质资源，严格按照"集中患者、集中专家、集中资源、集中救治"的原则投入武汉开展救治，抓住主要矛盾、集中优势兵力，把人、财、物等资源最有效地集中起来统一合理配置和调度，确保做到"应收尽收、应治尽治、应封尽封"，让无数危重患者转危为安，让无数武汉居民安心在家隔离，及时有效遏制疫情蔓延，这正是中国治理体制集中力量办大事的生动践行和检验。

三、实施全民总动员，广泛发动人民群众，彰显动员体制优势

在新冠肺炎疫情汹涌来袭时，利用既有的组织体系和社会治理架构，迅速有效地动员和组织人民群众投入到疫情阻击战中，是中国治理体制区别于西方治理体制的又一个显著优势。我们党在不同历史时期，通过党的基层组织、基层政权单位和群众自治组织，建立起发动群众的体制基础。尤其是新世纪以来，逐步形成了党和政府主导，单位、企业和城乡社区及社会组织协同，广大群众积极投入的新型社会动员体制，在组织发动群众方面建立起通畅有效的渠道和方式。在这次疫情防控阻击战中，正是充分发挥了治理体制的这种特色优势，才能在很短时间内进行了强有力的组织动员和社会动员，亿万人民自觉拧成一根绳，在各自岗位上打响了一场声势浩大的人民战争，构筑起群防群治齐心抗疫的严密

---

① 中华人民共和国国务院新闻办公室：《抗击新冠肺炎疫情的中国行动》，人民出版社 2020 年版，第 64—65 页。

防线。疫情发生以后,全国460多万个基层党组织积极响应,党员第一时间向党组织报到,3900万余名党员战斗在疫情防控一线,1300多万名党员积极主动参加志愿服务,近400名党员、干部献出了宝贵生命①。把动员的触角延伸到单位、企业、社区、村庄等各个角落,在最短的时间里发动群众响应落实中央的决策部署和防疫要求;行政体系则是迅速上情下达,一级传导一级,层层抓落实,尤其是处于最末端的群众自治组织——居委会、村委会,集结力量对社区、村庄情况进行拉网式排查,确保不漏一户、不少一人,对社区、村庄实行封闭管理,动员组织居民、村民志愿者参与疫情防控管理,为进出人员测量体温,对无证人员登记劝返,对公共区域消毒,为隔离人员送菜买米,彰显基层群众自治力量。广大普通群众也积极响应党和政府的动员,春节期间不走亲访友、不聚餐,自觉居家,减少外出,主动配合做好安全防护工作,待在家里为防疫工作做贡献。疫情蔓延之际,恰逢春节假期。面对防疫物资紧缺的情况,政府采取一系列减少审批、减免税费、提供贷款等支持政策和措施,动员企业迅速复工复产。广大企业纷纷克服困难、积极响应,一些工厂甚至采用"三班倒""两班倒"方式,24小时不停地生产医用防护服、医用口罩和其他急需医疗物资,全国口罩实际产能在2月初已迅速恢复60%,医用防护服日产量较1月底也翻了一番多。舆论动员始终是我国治理体制中动员社会力量一个最直接最有效的途径和渠道。疫情发生后,全国各类媒体积极组织力量深入疫情防控一线开展新闻报道,仅中央媒体就有300多人奔赴武汉抗疫一线实地采访,利用报纸、电台、电视台和互联网等媒体,向全社会开展舆论宣传和引导,以此发动群众、澄清认识、统一思想,更好地传播正能量、提振精气神。正是这一套有效的动员体制,最大限度地组织群众、最大限度地凝聚人心,广泛发动社会公众主动参与、投入到抗击疫情当中,从而汇聚起战胜疫情的强大合力,构筑起攻克

---

① 中华人民共和国国务院新闻办公室:《抗击新冠肺炎疫情的中国行动》,人民出版社2020年版,第75页。

时艰的坚实力量。

四、齐心协力大协同，加强统筹调配力量，彰显协作体制优势

加强社会主义大协作，这也是我国治理体制不同于西方国家的一个突出特点和优势，并在这次疫情阻击战中得到了充分彰显。同西方治理体制更加尊重个体和区域的独立性相比，我们更加重视人与人、部门与部门、地域与地域之间的相互协作、相互支援、相互配合，在这次疫情阻击战中表现得尤为淋漓尽致。正是在党的统一领导下，这场阻击战体现出跨部门、跨区域、跨专业协同协作的特点。一是部门协同。疫情发生后，党中央专门成立应对疫情工作领导小组，国家卫健委迅速牵头32个部门成立应对新冠肺炎疫情联防联控工作机制，设置疫情防控、医疗救治、科研攻关、宣传、外事、后勤保障、前方工作等工作组，以协调各部门共同行动，形成防控疫情的有效合力。中央还向湖北等疫情严重地区派出指导组，推动有关地方全面加强防控一线工作，竭尽所能共克时艰。二是区域协同。在疫情防控中，正是得益于全国各地不同地域的医护力量协作、医疗物资协作、生活物资协作，使大量医护人员驰援，武汉医护人员得以加强轮换，身心压力得到缓解；使各种医疗防疫物资优先供应武汉，优先满足救治病人需要；全国各地蔬菜、肉蛋奶、粮食等产品得以统筹调配，有效保障了湖北省抗疫一线救治和居民生活需要。三是专业协同。防控疫情，核心是医疗救治和疾病控制，涉及方方面面的专业和学科。有关方面加强多学科专业化协作，发挥专家集体智慧，群策群力，先后推出八版全国新冠肺炎诊疗方案。在患者救治中，通过以呼吸、感染、重症医学科为核心等专科协同的多学科协作模式做好综合性研判，提高诊治水平；通过中西医结合，联合攻关，最大限度阻止轻症向重症转化；通过远程会诊等有效做法，发挥高水平专家团队的作用。国家卫健委建立全国诊治协作网络和病例库，及时推广各医院救治重症病人的有效做法，组织动员全国科研工作

者加快推进有效药物和疫苗研发。

五、立行立改纠偏差，发现问题及时处理，彰显监督机制优势

衡量一种治理体制是否成熟有效，最重要的一点就要看它究竟有没有在关键时刻发现问题并纠偏纠错的机制和功能。在这场新冠肺炎疫情战斗中，一个突出亮点就是及时有效的监督制约机制，正是充分发挥党的监督、人大监督、行政监督、司法监督和社会监督的合力，故而在疫情防控中有效避免了决策偏差、失误和干部执行过程中的不担当不作为甚至腐败等问题。一方面，认真开展自上而下的监督，雷厉风行、坚决果断，坚决破除形式主义、官僚主义的做法，真正帮助基层解决物资困乏等实际困难，迅速及时了解、回应公众关切的热点问题。1月底，中央督查组检查湖北黄冈疫情，时任黄冈卫健委主任的唐志红面对问询，对定点医院收治能力、床位数量、核酸检测能力等问题竟然"一问三不知"，被提名免职；2月初，针对湖北省红十字会有关领导和干部在接收和分配抗疫捐赠款物中存在不担当不作为等失职失责问题，由有关部门免除时任省红十字会专职副会长的职务等；2月中下旬，针对山东监狱出现集聚性疫情并扩散蔓延的情况，中央政法委迅速组成调研组开展调查，并提请有关部门免去发生疫情的山东、湖北、浙江等相关监狱有关责任人职务。另一方面，自下而上民主监督的畅通，使群众说真话、道真情、出真力。武汉市中心医院眼科医生李文亮疫情初期在微信群中发布信息却被警方传唤，其在疫情防控一线感染新冠病毒不幸病逝后，社会舆论反映强烈，2月7日，经中央批准，国家监察委员会决定成立调查组，就群众反映的涉及李文亮医生的有关情况依法开展调查，充分肯定李文亮医生发布信息的行为，并建议武汉监察机关对当地派出所出具训诫书不当、执法程序不规范等进行监督纠正。2月24日封城之下，武汉女子监狱刑满释放人员离汉返京后被确诊感染，在社会上造成恶劣影响，27日经中央政法委批准，司法部牵头组成的联合调查组赶赴湖北进行调查，认定这

是一起因失职渎职导致的严重事件，并建议依法依规依纪严肃追究相关人员责任。3 月初，孙春兰率中央指导组实地察看武汉社区防控和群众生活保障情况，针对群众现场反映的困难和问题，她立即要求省、市领导深入调查，不回避矛盾，切实解决问题，并召开中央指导组专题会议，研究进一步做好群众生活保障。此外，在疫情防控中，针对公众关切的诸如哄抬物价、口罩高价销售，制假售假、违规销售不合格医疗器材等热点问题，监管部门进行精准执法，严厉打击防疫物资囤积居奇，制售假药、医疗用品等违法犯罪行为，维护社会稳定和国家安全。

在这场没有硝烟的严峻抗疫大战中，中国特色社会主义制度确保最大效率、最短时间克服危机战胜困难。截止到 5 月 31 日 24 时，全国累计报告确诊病例 83017 例，累计治愈出院病例 78307 例，累计死亡病例 4634 例[①]，治愈率达到 94.3%，死亡率为 5.58%。截止到武汉重症患者从最高峰时的近 1 万例实现清零之时，武汉患者总体治愈率达到 94%，80 岁高龄老人救治成功率近 70%。当然，在疫情中也暴露出治理体制的一些短板和不足，比如下情上达的信息沟通机制有待完善，确保基层一线信息向上反馈的渠道更加及时通畅；基层治理有待完善，村民、居民自治工作需要改变软化弱化现象，更好地与各类社会组织、志愿组织加强衔接，并积极适应信息化时代需要；应急物资保障储备分配使用机制有待完善，需要健全国家储备体系，确保关键时刻应急物资的统一调拨、统一配送，特别是保障普通民众能够得到公平及时有效的配给和供应，等等，这些都需要我们抓紧补短板、堵漏洞、强弱项，进一步完善重大疫情防控体制机制。

正如习近平总书记所指出的那样，我国疫情防控和复工复产之所以能够有力推进，根本原因是党的领导和我国社会主义制度的优势性发挥了无可比拟的重要作用。[②] 疫情结束后，我们要在此基础上进一步坚定

---

① 中华人民共和国国务院新闻办公室：《抗击新冠肺炎疫情的中国行动》，人民出版社 2020 年版，第 3—4 页。

② 习近平：《深化改革健全制度完善治理体系善于运用制度优势应对风险挑战冲击》，《人民日报》，2020 年 4 月 28 日。

坚持和完善中国特色社会主义制度的信心和决心，坚定不移深化改革，健全各方面制度，全面提高国家治理体系和治理能力现代化水平，把我国制度优势更好地转化为国家治理效能，为全面建成小康社会提高坚强有力的制度保障。

（沈路涛，中共中央党史和文献研究院第
三研究部副主任、研究员；
常梦茹，中共中央党史和文献研究院
第三研究部助理研究员）

新中国成立以来我国重大灾害应对体制变迁^①

▼

我国自然灾害种类多、频率高，中国人民几千年来饱受灾难之苦。新中国成立后，中国共产党结合中国国情和政治制度，逐步建立起一套具有中国特色的应对重大灾害体制，并在实践中不断改革完善，成为国家治理体系与治理能力现代化的重要组成部分，在2020年抗击全球大流行的新冠肺炎疫情中体现出这种体制的优势。本文根据新中国成立以来影响体制变革的几个关键节点，将70年救灾体制变迁分为改革开放前、改革开放后至"非典"时期、"非典"后至党的十八大、十八大以来四个阶段。通过纵向历史梳理，总结灾害体制变迁过程中的经验与得失，展望我国应对重大灾害体制改革趋势。

一、新中国成立后我国应对灾害体制初步建立

新中国成立后至改革开放前的30年，我国逐步建立起以家庭—单位为核心的社会结构体系，单位按照所有制形式又分为国有单位和集体单位两种公有制形式，个人则归属于国有或集体单位，成为"单位人"。在这种社会结构中，社会动员以集体组织形式展开，在应对灾害体制上，实行中央政府领导、各级政府负责、单位组织、全民参与，呈现出明显的时代特色。

① 基金项目：国家社科基金项目"中国近代海洋灾害资料的收集、整理与研究"（项目号：20BZS109），教育部人文社会科学研究规划基金项目"继承与发展：新时代海洋强国思想研究"（18YJA710002）。

（一）新的应灾体制建立

新中国成立后，废除了新中国建立前国民党统治时期建立的一套救灾制度，建立起与新中国政治与经济制度相适应的救灾体制，主要表现在以下几方面：

第一，中央领导。明确中央政府统一指挥、部署抗灾救灾工作。

1950 年 6 月 6 日，毛泽东在中共七届三中全会上提出必须认真地进行灾民救济工作。为做好救灾工作，中央要求各地成立常设性减灾救济机构和临时性抗灾救灾机构，逐步形成了中共中央和国务院（政务院）统一领导、内务部具体组织、专门的减灾机构联合其他相关部门联动实施的领导体制。为加强对救灾工作的领导，中央人民政府内务部强调"救灾工作的关键，在于加强组织与领导"，要求"各级人民政府组织生产救灾委员会"。[①]1950 年 2 月 27 日，中央救灾委员会应运而生。中央救灾委员会是全国救灾工作的最高指挥机关，其职责是协调各有关部门互相配合，步调一致，统一领导全国救灾工作。[②]为加强应对水旱灾害统一领导，1950 年 6 月成立中央防汛总指挥部、1952 年 2 月成立中央生产防旱办公室等救灾协调议事机构，分别由水利部、农业部牵头，协调各部门救灾。至此，初步确立"业务主管部门牵头、各部门辅助、议事机构综合协调"的救灾领导体制。

第二，地方负责，配合中央政府组织抗灾救灾。

中央救灾委员会、中央防汛总指挥部、中央生产防旱办公室等中央机构，在地方政府也对应地设立机构，形成上下级垂直管理。例如，内务部门主管救灾工作，其在救灾中的基本任务为"掌握灾情，管理和发放救灾款物，贯彻、检查救灾方针政策的执行情况，总结交流救灾工作

---

① 新华社：《内务部指示各级人民政府加强组织领导生产救灾不许饿死一个人》，《人民日报》，1950 年 3 月 7 日。

② 新华社：《深入开展生产救灾工作——董副总理在中央救灾委员会成立会上的报告》，《人民日报》，1950 年 3 月 7 日。

经验"①，其工作依靠地方民政部门执行，在自上而下行政体系中，设立各级相关机构。1950 年 6 月 3 日，中央防汛总指挥部在北京成立后，各大行政区先后成立防汛总指挥部，各省市亦均成立防汛指挥部。②这样，全国形成一盘棋，可以快捷有效地组织起救灾。

第三，以集体组织为纽带，组织动员群众抢险救灾、生产自救、互助互济。

新中国成立伊始，在河北、安徽等灾情冲击下，中央提出"节约防火，生产自救，群众互助，以工代赈"的救灾方针。1950 年，在第一次全国民政会议中阐发"生产自救，节约渡荒，群众互助，以工代赈，并辅之以必要的救济"的救灾方针。1963 年 9 月 19 日，周恩来在中央工作会议上再次强调了中国救灾工作的方针："救灾的方针，第一是生产自救，第二是集体的力量，第三是国家支持。这样三结合，才可以度过灾荒。"9月 21 日，中共中央、国务院发布的《关于生产救灾工作的决定》指出："依靠群众，依靠集体力量，生产自救为主，辅之以国家必要的救济，这是救灾工作历来采取的必要方针。"③不论救灾方针如何调整，依靠和发动群众是救灾方针的核心要义。1949 年 12 月 19 日，周恩来在《关于生产救灾的指示》中提出："发动与组织人民战胜灾荒，即为自己的生存而奋斗。"④灾害来临时，为激发民众抗灾积极性，政府以多种形式展开动员。例如，有些地区"发动群众回忆过去灾荒的痛苦情景，组织老农或劳动模范讲解防旱、抗灾经验，或介绍适合于当地防旱、抗旱的具体办法，以坚定斗争的决心"。⑤有的地区灾害救济工作的宣传任务一经布置到村，村支部就在党、团员会议和宣传员大会上进行动员；同时经过其他各种会议向村干部、人民代表、劳动模范、互助组长、民兵、妇女识字班学员、小学和民校的教员、读报组长、民间艺人等进行动员。然后以党的宣传

① 孟昭华、彭传荣：《中国灾荒史 1949—1989》，水利电力出版社 1989 年版，第 186—189 页。
② 赵朝峰：《新中国成立以来中国共产党的减灾对策研究》，北京师范大学出版社 2013 年版，第 37 页。
③ 民政部政策研究室：《民政部工作文件汇编（二）》，地质出版社 1984 年版，第 7 页。
④ 《中央人民政府政务院　关于生产救灾的指示》，《人民日报》，1949 年 12 月 20 日。
⑤ 《中华人民共和国法令汇编 (1952)》，法律出版社 1982 年版，第 164 页。

员为骨干，吸收宣传工作中的积极分子组成强大的宣传队伍，按组、按户、按片分工包干，一齐出动，向全村群众展开宣传活动。[①] 中国共产党将数以万计群众汇集到一起，产生强大力量，推动新中国救灾事业的发展。

要言之，新中国成立后的30年，初步形成"政府领导、部门分工、地方负责、村社组织、全民参与"的救灾体制，具有自上而下线性特点，是计划经济体制下政治动员成本低的产物，总体适应当时救灾需求。

（二）新应灾体制特点

新中国前30年建构的应对重大灾害体制与机制具有明显的中国特色和时代特点：

从体制与机构来说，它是一个高度集中的治理体系，其中关键是政治动员，而且在部门之间有很细的分工。从纵向来看，中央政府总揽全局，政府各级部门及各级党团组织纵向政治动员，通过紧急决策、指示、通知等形式自上而下进行传达和部署救灾工作。从横向来看，参与应灾部门具体由决策指挥部门、主管职能部门、辅助部门组成。[②] 具体来说，民政部、建设部、国家计委、林业部等是具体主管职能部门，铁路、交通、邮电、商业等业务部门起到辅助作用，军队也在抢险救灾中发挥主力军作用，各部门各司其职、群策群力，加之国务院、中共中央集中统一领导，形成"中央指挥、政府执行、军队帮手"的救灾局面。

从机制与规则来说，灾害发生后经常会成立一个临时性管理指挥部，进行指挥和领导。这种临时成立的各级党政军一元化抢险救灾指挥部——应急指挥部，主要发挥赋能型协调机构的作用，借助"政治势能"解决跨层级（中央—地方）、跨领域、跨部门的合作困境。[③] 这有利于

---

① 孙衷文、冯鲁仁：《农村党组织在春耕、防旱中的宣传工作经验》，《人民日报》，1952年5月28日。

② 康沛竹：《中国共产党执政以来防灾救灾的思想与实践》，北京大学出版社2005年版，第121页。

③ 钟开斌：《中国应急管理体制的演化轨迹：一个分析框架》，《新疆师范大学学报》（哲学社会科学版），2020年第6期。

各部门协调一致、统一调动救灾物资、快速决策。因此，由中央高级别领导或灾区地方党政领导人挂帅的临时性管理指挥部十分必要。

从能力和技术看，这一时期技术有限和物资匮乏，靠人海战术抗灾。例如，在新中国伊始的水灾中，苏北组织了42万民工、山东组织12万群众抢修堤坝，皖北参加抢护长江、淮河两堤的人民甚至达到350万人。[①]这种动辄动员数十万乃至百万群众参与抢险救灾的情形是在技术匮乏背景下的独特景象。

从权力与责任来看，在横向上表现为政府是灾害应对的绝对主体，资源为国家和集体所有，社会组织消失，自力更生原则绝对化导致对国际援助采取"拒绝"态度，国际援助基本空缺。在纵向上表现为救灾成为中央主导行为，地方扮演执行者角色，接受、传达中央指示，承担报灾、申请救灾款、发放救灾款等作用。这就造成政府在救灾工作中唱"独角戏"，中央统一收支，地方无财权，救灾实践中形成"灾民找政府、地方找中央"局面，带来的是资金不足、救助水平不高、中央和地方的利益失衡等严重问题，不利于调动地方救灾积极性。

二、改革开放后我国应对灾害体制的改革

1978年改革开放后，随着经济、政治体制改革，原有的救灾体制已不适应新时期要求，改革围绕着打破高度集中的管理体制，破除政府大包大揽救灾体制，以推进救灾体制"分级管理""救灾社会化"改革方向，增强社会活力为目标。到2003年"非典"暴发止，我国逐步建立起适应社会主义市场经济的新的灾害管理体制。

（一）灾害管理体制改革

改革开放后，我国开始救灾体制重大改革，主要围绕着调动地方政

---

① 中华人民共和国内务部农村福利司:《建国以来灾情和救灾工作史料》，法律出版社1958年版，第4—5页。

府积极性展开。具体表现为"自然灾害救灾款包干制度"、"救灾分级管理"改革。20 世纪 80 年代，省级政府实行救灾经费包干制度，改变了长期以来无偿救济模式，改为"无偿＋有偿"相结合，即"用于灾民的紧急抢救和维持基本生活方面的开支"实行无偿救济，而"扶持灾民生产自救的资金"则给予低息或无息贷款，对收回的贷款，建立救灾扶贫基金，周转使用。① 救灾款"有偿与无偿"相结合的模式无疑增强地方政府管理救灾款的主动权，在一定程度上减少地方对中央依赖、减轻中央政府财政压力。到 90 年代，在国家财政体制分税制改革、地方财政快速增长背景下，1993 年 11 月民政部提出实施 "救灾工作分级管理、救灾款分级承担"，即强化灾害地区政府责任，所谓救灾分级管理主要还是救灾款的分级负担问题，各级地方政府按行政级别，省、地（市）、县都要列支救灾经费，以备灾害发生时及时调动启用。不少地方政府根据乡镇已经成为一级财政的情况，将责任延伸到乡镇。救灾分级管理改革调动了地方政府甚至是基层政权救灾积极性，中央只负责特大自然灾害的救济补助，打破了"灾民找政府、地方找中央"的传统救灾格局。

（二）救灾社会化改革

改革另一个重点是推动救灾工作社会化、推动救灾国际交流合作，打破救灾主体只有政府一元化格局。1978 年后，政府持续推动救灾社会化改革，具体包括推行救灾保险、建立农村救灾扶贫互助储金会、开展经常性募捐、支持慈善组织发展。据资料记载，1986 年冬至 1988 年底，全国 82 个试点县共筹集救灾保险资金 8600 多万元，大约相当于国家应拨给这些县救灾款的 3 倍，这对提升灾害救济水平大有裨益。② 1996 年民政部在《关于在社会救助工作中充分发挥慈善组织作用的通知》中肯定了慈善组织"在构筑社会安全网中能做到拾遗补缺的作用"，要"主

① 民政部法规办公室：《中华人民共和国民政工作文件汇编（1949—1999）》（中），中国法制出版社 2001 年版，第 1407 页。
② 张德江：《我国救灾体制改革的探讨》，《人民日报》，1990 年 3 月 5 日。

动为慈善组织的工作提供必要条件，支援它们开展各种形式的社会救助活动，使它们更好地发挥自身的优势"。① 这都表明社会救灾力量在新的政治、经济环境中蓬勃兴起。

在接受国际援助方面，随着思想不断解放，我国对外政策走向开放，对于国际救灾援助从以前拒绝到逐渐接受。1980年，外经部、民政部、外交部向国务院写了《关于接受联合国救灾署援助的请示》。文中写道："鉴于发展中国家遭受严重自然灾害时要求救灾署组织救济较为普遍，属于各国人民相互支援的性质"，"今后我国发生自然灾害时，可及时向救灾署提供灾情，对于情况严重的，亦可提出援助的要求。"② 国务院批准了这一请示，我国开始逐步接受国际社会的人道主义性质的援助。1980年中国遭遇几十年不遇的北旱南涝灾害，中国首次接受世界友好国家的捐助。1987年，我国又提出"接受国际救灾援助，有选择的积极争取国际救灾援助"，③ 开放救灾的大门日益打开。1989年4月，我国成立了中国国际减灾十年委员会（1990—2000年）。委员会工作是与国际社会合作，制定中国国际减灾十年活动的方针政策和行动计划，组织协调有关部门、群众团体、新闻机构共同开展国际减灾十年活动，并指导地方政府开展减灾工作。④1992年，民政部代表中国政府加入了国际民防组织。1993年，在北京召开国际减灾战略研讨会，举办了灾害管理高级培训班。通过"请进来，走出去"向国际社会介绍我国的灾情，宣传我国防灾减灾工作方针、政策及成就，同时，向国外学习先进的防灾减灾技术与管理办法。此后，中国在灾害国际交流与合作中不断打开新局面。

可见，改革开放后我国救灾体制进行大刀阔斧改革，建立起了"政府领导、部门分工、对口管理、相互配合、分级管理、社会协同"的救

---

① 民政部法制办公室：《民政工作文件选编》（1996年），中国社会出版社1996年版，第325—326页。
② 孙绍聘：《中国救灾制度研究》，商务印书馆2004年版，第139页。
③ 民政部政策研究室：《民政工作文件汇编（二）》，地质出版社1984年版，第167页。
④ 康沛竹：《中国共产党执政以来防灾救灾的思想与实践》，北京大学出版社2005年版，第129—130页。

灾体制，相比于改革开放前最大特点是地方与社会积极性被调动起来，防灾救灾的主体多元化日益显现，充满了活力。

三、"非典"后应急管理体制建立与完善

2003 年，突如其来的"非典"疫情暴发，暴露出我国应对重大突发灾害方面存在的问题：事前准备不充分、信息渠道不通畅、应急体制与机制不健全、应急效率低、公共卫生缺乏、社会组织动员能力弱等。①一个民族在灾难中失去的，必将在民族的进步中得到补偿。为了弥补"非典"疫情中暴露出来的短板，避免今后再犯同类问题，在抗击"非典"取得胜利后，党和政府全面加强应急管理工作，将重大灾害纳入应急管理体系。从此，应急管理制度成为国家制度现代化建设中的一项重要工作，出现在党的历次大会报告中，成为建设社会主义和谐社会的一部分。

应急管理制度建设是围绕着"一案三制"进行的。"一案三制"是基于四个维度的综合体系：应急预案是纲领，应急体制是基础，应急机制是关键，应急法制是保障。2005 年，国务院常务会议讨论通过了《国家自然灾害救助应急预案》，将突发性自然灾害划分为四个等级，明确了适用条件、启动条件、组织指挥体系及职责任务、应急准备、预警预报与信息管理、应急响应等，这就使得救灾组织者按照相对固定和规范的程序有步骤、有秩序、有针对性地进行救灾。②据统计，到 2011 年底，全国所有省级、地市级行政区，98% 的县、89.8% 的乡镇（街道）、55.4% 的行政村完成自然灾害救助应急预案制定工作，这表明自上而下

---

① 青岛市政府应急管理办公室、青岛市档案局：《青岛建置以来重大突发事件与应对》，青岛出版社 2012 年版，第 43 页。
② 赵朝峰：《新中国成立以来中国共产党的减灾对策研究》，北京师范大学出版社 2013 年版，第 316 页。

的应急预案体系基本建立。① 另外，各行各业以及针对不同灾种，相关部门都制定了应急预案。比如，国家海洋局发布《风暴潮、海啸、海冰灾害应急预案》和《赤潮灾害应急预案》，并于 2009 年修订《风暴潮、海啸、海冰灾害应急预案》。应急预案的制定对于提升防灾减灾能力，保障人民生命财产安全和经济发展成果，起到保驾护航作用。

就应急救灾体制改革而言，"组织指挥不统一"是"非典"疫情暴露的问题之一，② 灾害风险要求应急管理的综合化、协同化与国家治理中分权化、部门化、碎片化的现状相冲突。为了解决这一体制性问题，2006 年 4 月 10 日，《国务院办公厅关于设置国务院应急管理办公室（国务院总值班室）的通知》提出：在国务院办公厅下设应急管理办公室，负责协调和督促检查各省（区、市）人民政府、国务院各部门应急管理工作，协调、组织有关方面研究提出国家应急管理的政策、法规和规划建议等多项职责。③ 即以政府应急管理办公室作为权威枢纽机构总抓，实现全灾种与各部门应急有力协调。在各省市县的政府部门都设立应急办公室，协调本地区各部门应急管理工作，并与上一级应急办公室形成纵向对应关系，形成了应急管理领导机构、应急管理办事机构、应急管理执行机构和应急管理基层机构四级负责机构，形成一套新的应急管理体制。具体而言，应急管理领导小组统一领导和全面协调应急管理工作，中央由国务院总理担任组长，地方由地方长官担任组长，使领导应急工作具有极高权威性；应急管理办公室作为应急领导小组日常办事机构，履行应急值守、综合协调、信息汇总及执行应急领导小组的决定，统一组织、协调、指导、检查应急管理工作；应急管理执行机构由各市县或管理部门依据各自的管理职责，负责本市县和本部门的应急管理预案制

---

① 潘跃：《我国自然灾害救助体系逐步完善 每年救助受灾群众九千万人次》，《人民日报》，2011 年 5 月 6 日。

② 温家宝：《在贯彻实施〈突发公共卫生事件应急条例〉座谈会上的讲话》，《人民日报》，2003 年 5 月 13 日。

③《中国应急管理的全面开创与发展（2003—2007）》编写组：《中国应急管理的全面开创与发展 2003—2007（下）》，国家行政学院出版社 2017 年版，第 627 页。

定、应急演练及应急日常工作；应急管理基层机构负责本区、本乡和本单位的应急工作。[1] 这样一套四级应急管理体制，为应急工作顺利开展奠定了组织基础。

就应急法制而言，在"非典"暴发前，我国分类型、分灾种的立法工作基本完成，属于"一事一法"，即用一部法律规定某一部门为执法机关应对某一突发事件，其结果是一旦非常规突发事件发生，便无对应主体负责，出现"应急失灵"。2007 年 11 月 1 日，《中华人民共和国突发事件应对法》颁布，弥补了上述单一法规体系缺陷。作为一部综合性法律，使得我国应对突发性灾害有法可依。同时，应急机制也得以完善，形成集"事前、事发、事中、事后"四阶段为一体的应急管理机制，具体来说包括预防准备、监测预警、信息报告、应急处置、舆论引导、恢复重建、调查评估等各个环节。[2]

总之，2003 年"非典"疫情之后，我国救灾事业进入到应急管理为核心，以"一案三制"为抓手，灾害管理体制日益完善，灾害法制逐步健全，灾害机制走向规范化。同时，中国国际减灾十年委员会于 2005 年 4 月更名为国家减灾委员会，常态化地指导和管理国家减灾工作方针、政策和规划，综合协调开展重大减灾活动，指导地方开展减灾工作，继续推进减灾的国际交流与合作。

四、新时代灾害管理体制的改革与完善

党的十八大以来，以习近平同志为核心的党中央，站在新的历史方位，为防灾减灾工作提出一系列新理念、新思想、新战略。在 2015 年 5 月 29 日主持中央政治局第二十三次集体学习时提出："坚持以防为主、

---

[1] 青岛市政府应急管理办公室、青岛市档案局：《青岛建置以来重大突发事件与应对》，青岛出版社 2012 年版，第 45—46 页。
[2] 《中国应急管理的全面开创与发展（2003—2007）》编写组：《中国应急管理的全面开创与发展 2003—2007（下）》，国家行政学院出版社 2017 年版，第 360 页。

防抗救相结合的方针。"①2016 年 7 月 28 日，在纪念唐山大地震 40 周年讲话中指出："坚持以防为主、防抗救相结合，坚持常态减灾和非常态救灾相统一，努力实现从注重灾后救助向注重灾前预防转变，从应对单一灾种向综合减灾转变，从减少灾害损失向减轻灾害风险转变。"②即"两个坚持、三个转变"。他要求全党要树立"忧患意识""底线思维"，着力化解重大风险。他的系列讲话成为推进防灾减灾救灾体制改革的指导思想。

（一）改革管理体制

根据习近平关于防灾减灾抗灾系列讲话精神，着眼我国防灾减灾救灾工作面临的问题和体制机制方面的制约因素，2016年12月19日，中共中央、国务院发布《关于推进防灾减灾救灾体制机制改革的意见》，明确了五项基本原则："坚持以人为本，切实保障人民群众生命财产安全；坚持以防为主、防抗救相结合；坚持综合减灾，统筹抵御各种自然灾害；坚持分级负责、属地管理为主；坚持党委领导、政府主导、社会力量和市场机制广泛参与。"③根据该意见，我国将着力从健全统筹协调体制、健全属地管理体制、完善社会力量和市场参与机制三方面推进防灾减灾救灾体制机制改革。

2018 年 3 月 13 日，《深化党和国家机构改革方案》公布，按照防灾减灾救灾要职能优化与协同高效的要求，组建应急管理部，将国家安全生产监督管理总局的职责、国务院办公厅的应急管理职责、公安部的消防管理职责、民政部的救灾职责、国土资源部的地质灾害防治、水利部的水旱灾害防治、农业部的草原防火、国家林业局的森林防火相关职

---

① 《习近平主持中共中央政治局第二十三次集体学习》，新华网，http://www.xinhuanet.com/politics/2015-05/30/c_1115459659.htm，2015 年 5 月 30 日。
② 《习近平在河北唐山市考察》，新华网，http://www.xinhuanet.com/politics/201607/28/c_1119299678.htm，2016 年 7 月 28 日。
③ 《〈中共中央　国务院关于推进防灾减灾救灾体制机制改革的意见〉出台》，《中国减灾》，2018 年 5 月上。

责、中国地震局的震灾应急救援职责以及国家防汛抗旱总指挥部、国家减灾委员会、国务院抗震救灾指挥部、国家森林防火指挥部的职责整合，组成应急管理部。①2018 年 3 月，应急管理部挂牌成立，这在我国灾害管理史上是具有里程碑意义的事件。应急管理部的成立有效地整合了我国防灾减灾救灾工作和资源，标志着我国综合防灾减灾救灾工作进入了一个新阶段。应急管理部组建，并非单纯职能整合，突出表现在以下两方面：第一，实现统一指挥。改变按照灾种救灾而造成的"部门分割、政令不一、标准有别、资源分散、信息不通"弊端，"坚持一类事项原则上由一个部门统筹、一件事情原则上由一个部门负责，加强相关机构配合联动，避免政出多门、责任不明、推诿扯皮。"②按照"大部建制"改革思路，应急管理部组建可以有效贯通灾害"事前、事发、事中、事后"四阶段，实现预防准备、监测预警、信息报告、应急处置、舆论引导、恢复重建、调查评估等各个环节统一标准、统一管理，加强了分散救灾职能的融合和重塑，实现救灾物资、救灾环节统一协调，把分散体系变成集成体系，把低效资源变成高效资源。第二，有利于综合防灾减灾救灾。所谓综合减灾就是"各灾种、各阶段和各环节的综合，是资源和手段的综合"。③要实现综合防灾减灾救灾就必须实行灾害及其衍生、次生灾害综合救灾，打通各阶段和各环节信息壁垒、管理壁垒，实现协调统一，并统筹使用各种救灾资源和手段。我国长期实行"分灾种、单部门负责"的领导体制。如需跨部门合作，则成立各种常设性或非常设性议事机构统筹协调，但这些机构所属成员仍然处于松散状态。应急管理部的成立，打破了过去应急管理碎片化管理，向着综合减灾迈出重要步伐。

进入新时代，完善社会力量参与救灾是又一个着力点。2015 年 10 月 8 日，民政部印发《关于支持引导社会力量参与救灾工作的指导意见》。

---

①《中共中央印发〈深化党和国家机构改革方案〉》，新华网，http://www.xinhuanet.com/politics/2018-03/21/c_1122570517_3.htm，2018 年 3 月 21 日。

②《中共中央关于深化党和国家机构改革的决定》，中国共产党新闻网，http://cpc.people.com.cn/n1/2018/0305/c64094-29847159.html，2018 年 3 月 5 日。

③ 杨月巧、袁志祥、孔锋等：《中国综合减灾发展趋势研究》，《灾害学》，2021 年第 1 期。

《意见》明确社会力量参与救灾工作的重点范围包括常态减灾、紧急救援、过渡安置、恢复重建四个阶段，支持引导社会力量参与的主要任务是完善政策体系、搭建服务平台、加大支持力度、强化信息导向、加强监督管理。① 这是新时代应对灾害体制改革的又一个重要内容，为社会力量规范有序参与救灾指明了方向。在中央文件的基础上，广东、安徽、浙江、海南等各省出台实施意见，促进社会力量参与，形成一个"政府主导、多方参与、协调联动、共同应对"的救灾工作格局。

（二）坚持党政同责

进入新时代，习近平多次讲到要党政同责。2013 年 11 月 24 日，他在听取青岛黄岛经济开发区东黄输管线泄漏引发爆燃事故情况汇报时讲："要抓紧建立健全党政同责、一岗双责、齐抓共管的安全生产责任体系，建立健全最严格的安全生产制度。"② 2015 年 8 月，在天津港瑞海公司危险品仓库发生火灾爆炸事故救援中强调："要坚决落实安全生产责任制，切实做到党政同责、一岗双责、失职追责。"③ 坚持"党政同责"，就是党政部门及干部共同担当、共同负责。在 2016 年 12 月发布的《中共中央　国务院关于推进防灾减灾救灾体制机制改革的意见》中强调："坚持各级党委和政府在防灾减灾救灾工作中的领导和主导地位，发挥组织领导、统筹协调、提供保障等重要作用"。④ 这体现了以习近平为核心的党中央在防灾减灾救灾工作中落实"党政同责"的决心，是对过去"党委领导、政府负责"领导体制的改革，体现了一个有使命党的责任与担当。

①《〈关于支持引导社会力量参与救灾工作的指导意见〉出台》，《中国减灾》，2018 年 5 月上。
② 中共中央党史和文献研究院：《习近平关于总体国家安全观论述摘编》，中央文献出版社 2018 年版，第 132 页。
③《习近平 3 天 2 次批示天津爆炸事故：血的教训极其深刻》，中国共产党新闻网，http://cpc.people.com.cn/xuexi/n/2015/0817/c385474-27472651.html?from=singlemessage，2015 年 8 月 17 日。
④《中共中央　国务院关于推进防灾减灾救灾体制机制改革的意见》，中国政府网，http://www.gov.cn/zhengce/2017-01/10/content_5158595.htm，2017 年 1 月 10 日。

新中国成立以来，我国应对重大灾害管理体制随着政治体制改革、社会发展变化以及重大突发事件的影响，也在不断调整变化之中。改革开放前 30 年形成政府和单位全权负责，党中央统一领导、协调、指导、监督的灾害应对领导体制。在这种体制下，一方面能够快速整合资源，推动各部门合作，另一方面依靠政府的强大动员能力，保证救灾产生积极效果。改革开放以来特别是 2003 年"非典"以来，实行灾害"分级管理"，建立政府主导的灾害协调联动机制，制定了各层次各灾种的应急预案，积极构建灾害资金、技术保障、社会保障机制，鼓励社会力量和吸收国际力量参与救灾。党的十八大以后，不断适应"防范化解重大自然灾害风险、提高防灾减灾救灾能力"的现实需要，将应急管理作为国家治理体系和治理能力现代化的一部分，持续推动灾害管理体制改革，推动我国防灾减灾救灾工作不断取得新成就。

（蔡勤禹，中国海洋大学马克思主义学院教授；
姜志浩，中国海洋大学马克思主义学院研究生）

新中国成立以来中国共产党应对重大危机的实践经验

▼

新中国成立 70 多年来，中国共产党带领人民接续奋斗，开辟了中国特色社会主义道路，创造了经济发展和社会长期持续稳定这两大奇迹。中国取得的辉煌成就，来之不易。70 多年来，我国政治、社会、经济等领域出现过一个又一个重大危机，中国共产党带领人民予以积极应对并成功化解，使国家和人民一次次渡过难关，稳步前行。在这过程中，我们党积累了十分丰富的危机应对经验，形成了具有中国特色的应对重大危机的基本理念，为我们妥善应对当前乃至今后一个时期我国经济社会发展中可能出现的重大危机提供了重要启示。

一、新中国成立以来我们党应对重大危机的若干重大实践

（一）应对中苏关系破裂

新中国成立不久，中苏结成战略同盟。中国共产党一直主张中苏两党两国友好，主张国际共产主义运动和社会主义各国团结。1956 年苏共二十大后，中苏两党对于国际形势、对于国际共产主义运动的路线和策略等问题产生了尖锐的对立意见。苏共以"老子党"自居，要求中国共产党在军事和外交上服从其"苏美合作、主宰世界"的战略，试图从军事、政治上控制中国。这严重损害了中国国家主权、安全、发展利益。以毛泽东为主要代表的中国共产党人，坚持独立自主，顶住了苏联的巨大压力，同苏联的大国沙文主义进行了坚决的、针锋相对的斗争。此后，中苏两党的分歧和矛盾逐步公开，并在 20 世纪 60 年代进行公开论战，

苏联领导人进而将两党分歧扩展为现实的国家利益层面，导致中苏关系破裂。

1958年，苏联在长波电台、共同舰队、炮击金门这三件大事上的做法，暴露了苏联企图在军事上控制中国的目的，遭到中国共产党的坚决反对。

1958年，苏联提出要在中国领土和领海上建立中苏共有共管的长波电台和共同舰队，这种损害中国主权的要求当即遭到毛泽东和中国其他领导人严词拒绝。在同苏方交涉时，毛泽东尖锐地指出："要讲政治条件，连半个指头都不行。在这个问题上，我们可以一万年不要援助。"① 当赫鲁晓夫提出，希望在中国有个潜艇基地的要求时，毛泽东斩钉截铁地拒绝："不行！而且我不想再听到有人提起这件事。我们再也不想让任何人利用我们的国土来达到他们自己的目的。"②

8月23日，中国开始炮轰金门，苏联起初不知底细。赫鲁晓夫深恐中国炮击金门妨碍"美苏合作"。在得到中国政府"如果打出乱子，中国自己承担后果，不拖苏联下水"的承诺后，苏方公开表示支持中国反对美国战争威胁的立场。但事实上，他对中国采取炮轰金门的行动很不满意，要求中国在台湾问题上承诺不使用武力的义务，中国当然不能接受。

上述三件事的出现，中苏之间的矛盾已经涉及关系中国主权的重大敏感问题。毛泽东后来说："中苏闹翻实际上是在1958年，他们要在军事上控制中国，我们不干。"③

1959年，苏联在援助中国核武器研制、中印边境冲突、台湾问题上的做法，遭到中国共产党的坚决反击，中苏分歧进一步发展，双方矛盾开始暴露出来。

1959年6月20日，苏共中央致函中共中央，以苏联正在与美国等西方国家谈判关于禁止试验核武器协议为理由，宣布中断向中国提供

---

① 中共中央文献研究室：《毛泽东年谱（1949–1976）》第3卷，中央文献出版社2013年版，第392页。

② ［苏联］赫鲁晓夫：《赫鲁晓夫回忆录》，张岱云等译，东方出版社1988年版，第671–672页。

③ 中共中央党史研究室：《中国共产党历史（第二卷）》下册，中央党史出版社2011年版，第641页。

原子弹样品的有关技术资料等项目。对此，毛泽东明确指示：要下决心搞尖端技术，不能放松或下马。8月下旬，中印边境地区发生第一次武装冲突。苏联领导不问是非曲直，发表了袒护印度的声明。苏联作为中国的盟国，第一次公开不支持中国的立场，把双方的分歧暴露在全世界面前。

9月30日，赫鲁晓夫在访美后抵达北京，参加中国国庆十周年庆典。他此行的一个重要目的是宣传苏美和解和所谓的"戴维营精神"，并试图施压中国向美国让步，以利于苏美改善关系。10月2日，中苏两国领导人举行了长达7个小时的会谈。会谈中，赫鲁晓夫要求中国在台湾问题上不再使用武力。对此，毛泽东坚持"台湾问题是中国的内政"不能按照美国人的愿望来解决。[①] 赫鲁晓夫还指责中国把尼赫鲁推向西方阵营，遭到参加会谈的陈毅的强烈反驳。会谈不欢而散。赫鲁晓夫提前回国。至此，中苏关系出现了明显裂痕。此后，中苏两国分歧逐步公开，两国关系也迅速恶化。

1960年，苏联在布加勒斯特会议上围攻中国代表团、单方面召回在华苏联专家等一系列做法，是向中国施加压力，企图压服中国，是恶化中苏关系的严重步骤。同年4月，在纪念列宁90周年诞辰时，中国共产党发表《列宁主义万岁》等三篇文章，不指名地批评苏共领导的某些观点。苏联报刊随即作出激烈反应，拉开了中苏论战的序幕。6月，罗马尼亚工人党召开第三次代表大会。这个会议上，苏共动员各兄弟党批判中国共产党。赫鲁晓夫在最后发言中激烈攻击中国共产党，内容涉及内政、外交各个方面。以彭真为首的中共代表团按照中央的指示，同苏共领导人展开针锋相对的斗争，指责赫鲁晓夫破坏两党确定的协商解决共同问题的原则。7月16日，苏联突然照会中国政府，单方面决定立刻全部召回在华苏联专家，废除两国经济技术合作的各项协议。苏联这种背信弃义的行为，发生在中国正经受三年严重经济困难的时期，对我国

---

① 中共中央文献研究室：《毛泽东年谱（1949—1976）》第4卷，中央文献出版社2013年版，第194页。

来说无异于雪上加霜，使得我国经济发展面临更加严峻的局面。仅从当时中国进出口贸易来看，对苏贸易就占一半，且以农产品为主，由于经济困难、农业歉收，对苏贸易欠账高达 25 亿卢布。同时，这也将两党两国一段时间以来的矛盾和分歧公之于世，极大损害了中苏两党两国关系及中国与其他社会主义阵营国家的友好合作关系。

面对 1958 年以来中苏两党、两国关系急剧恶化的形势，毛泽东和党中央坚决顶住压力，迎难而上，制定了"坚持原则，坚持团结，坚决斗争，留有余地，后发制人，反对分裂"的对苏二十四字方针。采取了一系列重大举措，号召全国人民团结一心，奋发图强，自力更生，艰苦奋斗，渡过难关。

首先是稳住阵脚、保持定力，在国内坚持继续纠"左"、稳定农业生产秩序、抓好粮食生产。经贸合作方面，寻求突破，尽力开拓出对资本主义国家贸易的新路子。

其次，号召全国人民"自力更生、勤俭建国"，提前还清对苏欠账。独立自主探索社会主义现代化和国家工业化建设道路。新中国正是在此基础上，经过长期奋斗，建立起独立的比较完备的国民经济和工业化体系。

再次，在国防工业，特别是我国核武器等尖端科技领域，在苏联经济科技援助断绝以后，我国完全依靠自己的力量发展国防尖端科学技术，原子弹、导弹的研制进入了全面自力更生的新阶段。我们勒紧裤腰带，集中力量攻坚克难，研制成功"两弹一星"，使我国在长期面临美苏两个方向重大压力的不利环境下拥有了维护国家安全的战略威慑力量。

1962 年，苏联领导人赫鲁晓夫指责中国在加勒比海危机和中印边境冲突中采取的原则立场。中苏矛盾因此变得更加尖锐。1963 年苏共中央发表《给苏联各级党组织和全体共产党员的公开信》，将中苏争论进一步公开化。从 1963 年 9 月至 1964 年 7 月，中共中央以《人民日报》和《红旗》编辑部的名义，相继发表 9 篇评论苏共中央公开信的文章，全面批评苏共的对外对内政策。与此同时，苏联方面也发表一系列论战文章，中苏论战达到高潮。

此后，两党关系逐渐中断，两国关系日渐紧张。1966年3月以后，苏联在中苏边境和中蒙边境逐步陈兵百万，使中国在国家安全方面承受巨大威胁。1969年3月2日，中苏在珍宝岛爆发大规模武装冲突，两国关系急剧恶化。直至20年后的1989年，中苏两国才重新恢复正常关系。

多年以后，在回顾这段历史时，邓小平曾说：回过头来看，我们过去也并不都是对的，对别国党发表过一些不正确的意见。一个党评论外国党的是非，往往根据的是已有的公式或者某些定型的方案，事实证明这是行不通的。我们反对人家对我们发号施令，我们也决不能对人家发号施令。

（二）应对世界金融危机

以2008年7月30日美国财政部和美联储宣布救助房利美和房地美、9月15日有着158年历史的美国第四大投资银行雷曼兄弟公司宣布申请破产保护等事件为标志，从2007年开始的美国次贷危机演化成严重金融危机，并且迅速由金融领域扩散到实体经济领域，由美国扩散到世界主要经济体。受国际金融危机严重冲击，我国经济社会发展遇到严重困难。我国2008年经济第四季度增速急剧下滑，对外贸易出口困难，大批企业出现停产、半停产甚至倒闭，就业压力迅速加大，有效需求不足矛盾凸显，经济增长下行压力加大，经济社会发展面临很大困难。

自美国次贷危机爆发起，党中央就密切关注危机的发展态势，特别是可能对我国经济发展带来的风险和产生的冲击。国际金融危机发生后，面对严峻形势，中央在全面分析和深入研究的基础上作出三个重大判断：

第一，国际金融危机冲击使2009年成为新世纪以来我国经济社会发展最为困难的一年。国际金融危机使我国出口急剧回落，部分企业经营困难，社会就业面临巨大压力，进而导致经济增长速度迅速下滑。如果不采取果断措施迅速遏制住经济增长速度下滑态势，就无法保持我国经济社会发展的良好势头，就会激化一些潜在的矛盾和问题，影响社会大局稳定，影响如期实现全面建设小康社会奋斗目标。

第二，国际金融危机没有根本改变世界经济中长期发展趋势。中央对世界经济中长期发展趋势的判断是：世界经济增长格局会有所变化，但经济全球化深入发展大趋势不会改变；政府维护市场正常运行的职责会有所强化，但市场在资源配置中的基础性作用不会改变；国际货币多元化会有所推进，但美元作为主要国际货币的地位没有发生根本改变；发展中国家整体实力会有所上升，但发达国家综合国力和核心竞争力领先的格局没有改变。

第三，必须把保持我国经济当前平稳较快发展和为长远发展营造良好条件有机结合起来。应对国际金融危机冲击的政策措施不仅要着力保持经济平稳较快发展，而且要努力从国际国内两个方面为我国经济长远发展营造良好条件，使这些政策措施产生更大效应。

基于这些判断，中央作出了应对之策：

第一，把保持经济平稳较快发展作为经济工作的首要任务，立即果断实施有力的宏观经济政策。2008年7月25日，中央政治局召开会议，明确将宏观调控的首要任务从年初的"防止经济增长由偏快转为过热、防止价格由结构性上涨演变为明显通货膨胀"，调整为"保持经济平稳较快发展、控制物价过快上涨"，在努力保有国际市场份额的同时迅速扩大国内需求，保持经济平稳较快发展的总体态势。

第二，采取有力举措保持我国经济平稳较快发展势头。在经济全球化深入发展大趋势不可逆转的前提下，坚持对外开放的基本国策，充分运用我国日益增长的综合国力和国际影响力，加强同主要发达国家的政策协调，更好维护和扩大我国利益，推动经济全球化朝着均衡、普惠、共赢方向发展，拓展我国发展外部空间。

第三，出台一系列政策措施，形成应对国际金融危机、促进经济平稳较快增长的一揽子计划。主要包括：重点扩大内需特别是消费需求，果断实行积极的财政政策和适度宽松的货币政策，大规模增加政府投资，实施新增总额四万亿元人民币的两年投资计划；实行结构性减税，采取多种措施缓解企业经营困难；大范围实施汽车、钢铁等十个重点产业调整振兴规划，大力推进科技进步和自主创新，大幅度提高社会保障水平等。

事实证明，我国应对国际金融危机冲击的方针、政策和举措总体上是有效的。在全党全国共同努力下，我国应对国际金融危机冲击取得明显成效，在世界上率先实现经济回升向好，并保持经济平稳较快发展。从 2009 年第二季度起，我国经济止跌回升，全年经济增长 9.2%。

同时，我们党也将应对国际金融危机的过程，作为一个深化改革、扩大开放的过程。在此期间，我国新型工业化道路探索不断取得新进展，经济体制改革在重点领域和关键环节继续实现新突破。

（三）应对"南海仲裁案"

2012 年 4 月 10 日，中国渔船在中国黄岩岛潟湖内正常作业，被突然出现的菲律宾军舰堵截和干扰，菲律宾军人随后对中国渔民进行拷打、暴晒。中国政府获悉有关情况后，迅速派海监和渔政船抵达黄岩岛现场，中菲双方持续对峙。2012 年 4 月 17 日，菲律宾政府宣称将中菲南海黄岩岛对峙事件诉诸国际法庭。

2013 年 1 月 22 日，菲律宾单方面将南海问题提交国际仲裁，并针对中国提出 15 项诉求。这些诉求主要内容有三类：一是请求判定中国在南海"断续线"主张为违反《联合国海洋公约》；二是请求判定中国在南沙群岛岛礁的法律地位；三是请求判定中国在南海行政执法行为的性质。其实质是要否定中国在南海的地位，强化菲律宾在南海的现状。

菲律宾单方面提起的仲裁案，严重威胁我国主权和领土完整的核心利益，对中菲两国外交关系造成严重影响；严重损害了我国的国际形象，引发了南海地区关于领土争端的危机。

菲方单方面提起仲裁，违反了中菲两国共同发表的《关于南海问题和其他领域合作的磋商联合声明》（1995 年）、《中菲建立信任措施工作小组会议联合公报》（1999 年）、《中华人民共和国政府和菲律宾共和国政府关于 21 世纪双边合作框架的联合声明》（2000 年），以及《南海各方行为宣言》等一系列双边及多边协定。还违反了现代国际法关于争端处理的基本原则，即，任何国际司法或仲裁机构针对国家间争端行使管辖权，必须以当事国的同意为基础，即"国家同意原则"。然而，菲律宾单方面将本案提交仲裁并没有获得中国同意。

针对菲律宾提起的南海仲裁案，中国政府从始至终坚持不接受、不参与的立场；对临时仲裁庭的所谓"裁决"采取不接受、不承认的立场。

2013 年 1 月 22 日，菲律宾阿基诺政府单方面提起仲裁。2 月 19 日，中国政府郑重宣布不接受、不参与菲律宾提起的仲裁，此后多次重申此立场。

2014 年 12 月 7 日，中国政府发表《中华人民共和国政府关于菲律宾共和国所提南海仲裁案管辖权问题的立场文件》，指出菲律宾提起仲裁案违背中菲协议，违背《联合国海洋法公约》，违背国际仲裁一般实践，仲裁庭不具有管辖权。

2015 年 10 月 29 日，仲裁庭作出管辖权和可受理性问题的裁决。中国政府当即声明该裁决是无效的，没有拘束力。2016 年 7 月 12 日，南海仲裁案仲裁结果出台。国际法庭最终裁决的结果否定了我国划定的九段线，危及我国的核心利益。一些西方国家和媒体似乎知晓裁决结果将对中国不利，早早开始敦促中方接受裁决。但中国对仲裁案的立场十分明确，即"不接受、不参与、不承认、不执行"。

这一天，习近平总书记在会见来访的欧洲理事会主席图斯克和欧盟委员会主席容克时强调指出，中国在南海的领土主权和海洋权益在任何情况下不受所谓菲律宾南海仲裁案裁决的影响。中国不接受任何基于该仲裁裁决的主张和行动。中国一贯维护国际法治以及公平和正义，坚持走和平发展道路。中国坚定致力于维护南海和平稳定，致力于同直接有关的当事国在尊重历史事实的基础上，根据国际法，通过谈判协商和平解决有关争议。

针对国际法庭的仲裁结果，我国外交部于当日发布《中华人民共和国政府关于在南海的领土主权和海洋权益的声明》。《声明》指出，应菲律宾共和国时任政府单方面请求建立的南海仲裁案仲裁庭作出的裁决是无效的，没有拘束力，中国不接受、不承认，并且重申了中国在南海的领土主权和海洋权益。同日，中国外交部受权发布《中华人民共和国政府关于在南海的领土主权和海洋权益的声明》。

7月13日，国务院新闻办发表《中国坚持通过谈判解决中国与菲律宾在南海的有关争议》白皮书。

坚持这样的立场是出于以下四个方面的原因：

第一，新中国成立后，党中央总结和吸取了近代历史的经验教训，把双边协商与谈判处理，作为解决与邻国的边界纠纷和海洋权益争端的主要手段，而不是寻求国际上的法律手段解决。通过协商谈判，我们与14个邻国中的12个国家解决了长达2万公里的边界问题，充分体现了双边谈判的在解决领土争端中的必要性、优越性和有效性。南海问题涉及领土主权和海洋权益，意义重大，并不适合交给第三方处置。解决这些问题的主导权必须掌握在中国政府自己手中。

第二，根据《联合国海洋法公约》第298条关于"排除性声明"的规定，中国有权不接受强制争端解决程序。

第三，最重要的是南海仲裁案并不是一件单纯的法律案件，而是某些域外势力政治操纵的结果。其目的不是为了妥善解决中国与菲律宾之间的争议，而是意在侵犯我国的领土主权和海洋权益，损害南海地区的和平与稳定。对于这样的政治案件，我们绝对不可能接受这样的仲裁结果，更要坚决斗争到底。

在应对南海仲裁案的过程中，党中央根据仲裁案进程的发展，从政治、经济、军事、外交、舆论等方面积极应对，密切相互配合。特别是在外交上，虽然中国没有直接参与南海仲裁案庭审过程，却在每一次结果出台后及时发声，主动出击，在国际社会积极发声，不仅没有让对手污蔑诋毁我国国家形象的企图得逞，反而让世人对南海仲裁案有了更清醒的认识。

南海仲裁案裁决出台后不久，在各方共同努力下，通过与杜特尔特政府的合作使南海问题重回对话解决的轨道，中菲关系全面改善，中国和东盟国家外长发表《全面有效落实〈南海各方行为宣言〉联合声明》，推动南海问题重回地区规划轨道，南海问题迅速降温，让一些企图通过搅局从而从中渔利的域外国家希望落空，有力地维护了地区和平。

二、新中国成立后我们党应对重大危机的经验教训

新中国成立以来，我国政治、社会、经济等领域出现的一些重大危机，对国家安全形成了严重威胁。面对危机，党中央勇于担当，紧紧依靠人民，成功化解了一次又一次的危机，有力地推动党和人民事业胜利向前发展。本报告梳理分析的九次重大危机，集中体现了重大危机具有的鲜明的突发性、严重性、复杂性，全面彰显了党中央应对重大危机的战略统筹能力和高超的指挥艺术。在成功应对重大危机的重要实践中，我们党积累了宝贵的经验。这些经验，对于我们应对当前乃至今后一个时期可能发生的重大危机，仍然具有十分重要的指导作用。

1. 始终坚持以维护国家政治安全为根本，着重应对国家政治思想、政治制度、政治生活领域中的危机和挑战。政治安全的核心是政权安全和制度安全，最根本的就是维护好中国共产党的领导和执政地位，维护好中国特色社会主义制度。70多年来，各种敌对势力亡我之心不死，乱我之事迭现。从战争威胁、军事恫吓、武力侵犯到"和平演变"，他们从未停止对我实施西化、分化战略，从未停止对中国共产党领导和我国社会主义制度进行颠覆破坏活动，始终企图在我国策划"颜色革命"。历史告诉我们，必须坚持党对一切工作的领导，切实有效加强意识形态工作，不断增强政治能力，严密防范和坚决打击各种渗透颠覆破坏活动，切实增强对政治风险的预防、处置能力。

2. 只有坚持党中央在应对和化解重大危机中的绝对领导，才能实施坚强有力的统领和协调，才能发挥我国社会主义制度集中力量办大事的巨大优势。70多年来，我们党领导人民应对的许多重大危机，涉及国际国内诸多因素，具有很强的敏感性和关联性，只有坚持党中央的集中统一领导，才能统揽全局，统筹各方，协调好各类利益关系，从而形成各条战线、各个领域的强大合力，最终化解危机。可以说，坚持党的集中统一领导，是我们成功应对一系列重大危机的最大政治优势。

3. 高度重视加强军队和国防建设，通过发展军事力量以保障国家主

权、安全、发展利益，确保国土安全，加强外部安全。70多年来，在应对国内外诸多重大危机时，中央一直秉持慎用武力的原则。然而，在恶劣的国际环境中，当政权安全、国家统一、主权和领土完整等国家核心利益受到严重威胁时，我们必须果断出手，采取强硬的军事手段来应对危机，保证国家核心利益不受损害。为此，必须加强军队和国防建设，必须坚持中国人民解放军是人民民主专政的坚强柱石，这是捍卫社会主义祖国的钢铁长城，是建设中国特色社会主义的重要力量。

4. 始终保持强大的战略预见性、战略定力和战略统筹能力。面对各种危机和挑战，党中央始终以高屋建瓴、势如破竹的战略气势，密切跟踪关注有可能引发重大危机的综合因素，善于从国际政治经济发展趋势和国内改革发展的形势研判重大危机，及时从战略上对重大危机发生的可能性和风险程度有清醒的认知和充分全面的评估。始终保持战略定力和正确方向，并根据形势的重大变化及时调整应对策略。不被紧张的形势发展打乱阵脚，不被纷繁复杂的种种因素干扰，随时捕捉到淹没在大量信息中的重要线索，及时研判应对，做到有预警、见事快、站位高、准备足。70多年来，中国在日益融入世界政治经济发展的过程中，国家主权、安全、发展利益与外部因素紧密相关。国家领土和主权完整面临的挑战，外部势力军事入侵的威胁，确保国家发展所需的重要资源的获取和开放性经济的维持，海外利益的维护，这些因素既可能是危机产生的源头，也是解决危机无法忽略的因素，需要中央从战略的高度进行统筹协调。

5. 始终坚持发扬斗争精神，不怕鬼，不信邪，面对各种挑战敢于斗争，善于斗争。70多年来，党中央团结带领人民应对重大挑战的一个重要经验，就是必须始终保持充沛顽强的斗争精神。敢于斗争，要求我们在战略上敢于藐视一切敌人，无论是二战后强大的美国，还是反革命集团和邪教势力，要善于认清其本质，抓住其弱点和缺口，从战略上藐视它。善于斗争，要求我们在应对重大危机时，必须能够在战术上和在每件具体工作上，认真地对待它们，采取正确的、稳妥的策略。同时还要随时根据形势发展变化，灵活调整策略，做到精准有效。正如毛泽东所言：

打老虎要一拳一拳地打，要讲究拳法，不能大意。[①]

6. 不仅要善于"化险为夷"，还要善于"转危为机"。危险和机遇之间既对立又统一，是一对辩证的矛盾体，两者在一定条件下可以相互转化。重大危机只要应对得当，在一定条件下也可以转化为发展的机遇。解决危机的最完美方案，不仅要善于把事件造成的损失降到最低程度，而且还要善于把危难看成转机，进而把不利局面转化为发展的机遇。如在应对 2008 年世界金融危机时，党中央利用化解金融危机这个契机，有效地改善了我国所处的国际环境，努力使中国成为国际金融秩序的参与者和国际经济制度的制定者，从而在全球化的背景下，为我国在与西方的交往过程中占据更多主动权、在与西方展开制度竞争时创造了难得的机会。在新中国成立以来我们党应对重大危机的历程中，这样的例子很多。

7. 始终坚持把维护好人民的根本利益作为应对各种危机的出发点。党中央在处理重大危机时，始终坚持以人民安全为宗旨，把人民安全置于应对危机工作的中心地位，坚持一切为了人民，一切依靠人民。应对各种危机和挑战，保障国家安全，归根到底是保障人民利益。同时，人民也是应对各种危机和挑战的主体，是国家安全实践的主体。正如毛泽东所说的那样："真正的铜墙铁壁是什么？是群众，是千百万真心实意地拥护革命的群众。"[②]

只有坚持人民安全、政治安全和国家利益至上的有机统一，把人民安全作为国家战略的优先事项，才能不断增强应对危机的能力，真正夯实国家安全的基础，才能实现人民安居乐业、党的长期执政、国家长治久安。

三、新中国成立后我们党应对重大危机的基本理念

70 多年来，党中央在成功应对重大危机过程中积累了宝贵经验，不断丰富着马克思主义关于安全的学说，发展了党的历届中央领导集体关

---

① 中共中央文献研究室：《毛泽东文集》（第七卷），中央文献出版社 1993 年版，第 405 页。

② 《毛泽东选集》（第一卷），人民出版社 1991 年版，第 139 页。

于国家安全的思想体系，为新时代正确应对重大突发性危机、科学研判国家安全形势、推动总体国家安全观创新发展提供了基本遵循。

1. 坚持党中央的集中统一领导，绝对保证应对危机的大权集中于党中央，由党中央统一决策部署，统一指挥行动，发挥社会主义制度优越性，树立全国"一盘棋"思想，努力做到守土有责，守土尽责。

2. 坚持一切为了人民、一切依靠人民，最大限度地凝聚起最广泛人民的智慧和力量，形成应对重大危机的强大合力。只有依靠人民群众，才能筑起维护国家安全的铜墙铁壁。

3. 坚持居安思危，固本培元，不断增强忧患意识和危机意识，集中精力做好自己的事情，把自己做大做强，不断夯实国泰民安的战略根基。

4. 坚持底线思维，坚持走和平发展道路与坚决维护国家核心利益的辩证统一，在涉及国家核心利益上，我们既要敢于亮出红线，亮明底线，任何企图触碰我国核心利益的行为注定要付出巨大代价，同时又要着眼大局、管控风险。

5. 坚持发扬勇敢斗争精神，在应对涉及国家核心利益的重大危机时不退让、不妥协，不信邪也不怕邪，不惹事也不怕事，在敢于斗争善于斗争中掌握危机应对的主动权。

6. 坚持独立自主原则，以世界视野、全球眼光谋篇布局，从战略高度研判重大危机的国际国内因素及其关联性，把应对重大危机建立在自己力量的基础上，把国家安全命运牢牢掌握在自己手中。

（张长江，中央党史和文献研究院科研规划部副研究员）

新型举国体制若干问题探讨

▼

举国体制是指党和政府为实现特定的战略目标动员和调配全国各方面力量，组织实施某一重大项目或任务的工作体系和运行机制。新中国成立至今，我国经历了由传统举国体制向新型举国体制的演变，举国体制的内涵与外延均发生了很大变化。就此，本文拟对新型举国体制若干问题作一些简要探讨。

一、新型举国体制的提出

举国体制作为一种制度安排，在社会主义革命和建设时期、改革开放和社会主义现代化建设新时期内均发挥了重大作用，但它在党和国家的正式文献中却很少被提及。只是在体育领域内，举国体制的字眼出现的频率相对较高。

"新型举国体制"的概念出现在党和国家的正式文献中，是在党的十八大前后。2012 年 7 月 2 日，《中共中央、国务院关于深化科技体制改革加快国家创新体系建设的意见》指出："坚持政府支持、市场导向。统筹发挥政府在战略规划、政策法规、标准规范和监督指导等方面的作用与市场在资源配置中的基础性作用，营造良好环境，激发创新活力。注重发挥新型举国体制在实施国家科技重大专项中的作用。" 2015 年 10 月 26 日，习近平总书记在关于《中共中央关于制定国民经济和社会发展第十三个五年规划的建议》的说明中指出，要通过 16 个国家科技重大专项，攻克若干领域关键核心技术，培育新兴产业。在此基础上，以 2030 年为时间节点，再选择一批体现国家战略意图的重大科技项目，力争有所突破。他明确要求："已经部署的项目和新部署的项目要形成梯次接续的系统布局，发挥市场经济条件下新型举国体制优势，集中力量、协同攻关，为攀登战略制高点、提高我国综合竞争力、保障国家安全提供支撑。"[①]2019 年 2 月 20 日，习近平总书记在会见探月工程嫦娥四号任务参研参试人员代表时指出："这次嫦娥四号任务，坚持自主创新、协同创新、开放创新，实现人类航天器首次在月球背面巡视探测，率先在月背刻上了中国足迹，是探索建立新型举国体制的又一生动实践。"[②] 党的十九大之后，关于国家治理体系和治理能力现代化的重要性提上日程。2019 年 10 月 31 日，党的十九届四中全会通过的《中共中央关于坚持和完善中国特色社会主义制度，推进国家治理体系和治理能力现代化若干重大问题的决定》明确指出："弘扬科学精神和工匠精神，加快建设创新型国家，强化国家战略科技力量，健全国家实验室体系，构建社会主义市场经济条件下关键核心技术攻关新型举国体制。"[③] 至此，在党和国家正式文献中关于新型举国体制的提法已经明确。

二、新型举国体制"新"在哪里

从上述这些重要文献和重要讲话中，我们不难发现，"新型举国体制"已成为新时代治国理政的重要概念。进入新时代，由于时代条件、历史方位等因素的变化，新型举国体制呈现出不同于传统举国体制的新特点。与传统举国体制相比，新型举国体制同样强调要坚持中国共产党的领导，二者都是在中国土壤中生发出来的，都负有重大历史使命。但与此同时，二者也有一些不同之处，主要表现在以下五个方面。

---

① 《十八大以来重要文献选编》（中），中央文献出版社 2016 年版，第 780—781 页。
② 《习近平在会见探月工程嫦娥四号任务参研参试人员代表》，《人民日报》，2019 年 2 月 21 日。
③ 《中共中央关于坚持和完善中国特色社会主义制度，推进国家治理体系和治理能力现代化若干重大问题的决定》，《人民日报》，2019 年 11 月 6 日。

（一）体制运行环境不同

从大的方面而言，传统举国体制是在相关封闭的计划经济体制下运行的，其运行环境的显著特点一是封闭，二是计划。我国缺乏和平的国际环境，也缺乏开放的条件，人家封锁我们，只能靠独立自主、自力更生。依靠国家计划、举国体制来实现既定目标。而新型举国体制是在社会主义市场经济条件下逐步演化而来的，其运行环境的显著特点一是开放，二是市场。

（二）组织方式不同

传统举国体制主要是依靠行政命令，依照国家战略的需要，进行严格的把控，主要是由政府特别是中央政府按照计划来调拨人、财、物等各种资源。新型举国体制虽然也是按照国家战略的指引，来进行各种资源的配置，但这种配置总体上是以市场在配置资源方面起决定性作用、更好发挥政府作用为前提的。在社会主义市场经济条件下，参与国家重大专项、重大工程的不仅包括国有企业、集体企业，还包括民营企业乃至外资企业。在市场难以有效配置资源或者市场失灵的领域，政府就要及时补位，发挥决定性作用。即使是在政府牢牢掌控的战略性领域里，也可以通过市场机制来运作。总之，新型举国体制体现的是市场有效、政府有为的组织方式和理念。

（三）目标导向不同

传统举国体制的主要目标是解决国家安全、维护国家荣誉等特定目标或问题，目标十分明确，手段较为单一。而新型举国体制主要是为了解决经济社会长远发展中创新能力不强、科技发展水平总体不高、科技对经济社会发展的支撑能力不足的问题，特别是"卡脖子"的瓶颈问题，这是我国经济发展中的"阿喀琉斯之踵"。关键行业、产品和技术就是我国科技领域的"四梁八柱"，起的是"顶天立地"的作用。通过新型举国体制，对这些关键领域、行业的产品和技术进行攻关。一旦这些攀登科技制高点的项目实现重大突破，往往会具有很强的带动作用和溢出效应，能够激发"大众创业、万众创新"的潜力和活力，形成"铺天盖地"的创新热潮，这对提升我国产业链发展水平乃至整个国民经济发展水平，都将起到极为重要的作用。

（四）约束激励机制不同

在传统计划经济条件下，在国家财力和各方面还很困难的情况下，传统举国体制强调的是奉献和服从，不论是地方、企业、科研院所、个人都要绝对服从国家安排，严格遵守组织纪律。新型举国体制虽然也有纪律、规章方面的硬性要求，但重大项目的实施部分引入了市场机制，通过市场的力量来配置资源。后者更加强调尊重人才、尊重创造，鼓励创新，重视个人利益和诉求，通过事业前景、岗位待遇、利益分配等多维度来实现正面激励，把国家需求同个人利益、集体利益结合起来，从而调动多个环节、多个方面的积极性和创造性。

（五）重大成果的评判不同

在传统举国体制下，集体攻关的重大成果由国家统一安排运用，集体或者个人贡献无法量化，攻关成果只是以技术成果或产品成果呈现出来，无法通过市场检验来估算它所带来的价值。新型举国体制引入市场机制后，取得成功的重大攻关成果给国家和整个经济社会所带来的预期价值能够以商品形式推算出来，集体贡献或者个人贡献也能参照生产要素的形式来加以衡量和评判。这对更好鼓励创新、创造将起到极大的促进作用。

由上观之，传统举国体制和新型举国体制虽有不同，但二者不是截然分开的。新型举国体制脱胎于传统举国体制，是传统举国体制的新时代转化。新型举国体制的形成、发展，离不开我们党对传统举国体制经验和教训的深刻总结和科学提炼，是传统举国体制优长之处的时代发展和制度完善，是新时代我国实现关键核心技术攻关的重要依托。在实现站起来、富起来的过程中，传统举国体制发挥了巨大作用，在新时代全面建设社会主义现代化国家的征途上，新型举国体制未来可期。在对待二者的态度上，我们要坚决反对历史虚无主义的态度，绝不能枉顾现实用前者否定后者，同样也不能站在今天的历史高度，用后者来否定前者。

作为传统举国体制的新时代转化，新型举国体制是在社会主义市场经济条件下构建起来的，它是一套实实在在的制度安排，与传统举国体制相比，它有三个鲜明特点。

首先，目标更加明确。即实现关键核心技术攻关。《国家中长期科学和技术发展规划纲要（2006—2020）》确定了 16 个重大专项[①]，涉及信息、生物等战略产业领域，能源资源环境和人民健康等重大紧迫问题，以及军民两用技术和国防技术。这些核心技术，是我国科技发展中的重中之重，它们能否如期突破，事关我国现代化建设的大局，是新型举国体制必须攻克的目标。

其次，环节更加复杂。现在我国经济体量居世界第二位，产业分工极其精细化。一个科研攻关项目从规划到组织实施，涉及很多环节、很多部门和很多企业。这就要充分发挥党和政府作用，力求在最短时间内各单位有效衔接，发挥最大合力，实现项目攻关。例如，我国的高速列车项目，就组织了国内一流重点高校 25 所、一流科研院所 11 所、国家级实验室和工程研究中心 51 家参加研发，有 63 名院士、500 余名教授、200 余名研究员和上万工程技术人员参加研发生产。[②]

最后，成效更加明显。新型举国体制的特点之一就在于既能够充分发挥传统举国体制优势，保证做到全国一盘棋，拧成一股绳，一竿子插到底，同时也能把各方面的利益协调好、分配好，使得各方面的积极性、

① 主要包括核心电子器件、高端通用芯片及基础软件，极大规模集成电路制造技术及成套工艺，新一代宽带无线移动通信，高档数控机床与基础制造技术，大型油气田及煤层气开发，大型先进压水堆及高温气冷堆核电站，水体污染控制与治理，转基因生物新品种培育，重大新药创制，艾滋病和病毒性肝炎等重大传染病防治，大型飞机，高分辨率对地观测系统，载人航天与探月工程等。

② 《铁道部回应有关京沪高铁热点问题，京沪高铁"高"在哪？》，《人民日报》，2011 年 6 月 28 日。

创造性充分调动。此外，攻关项目所带来的整体社会效益、对国民经济的长远影响都更加明显。

三、构建新型举国体制要处理好若干重大关系

在构建新型举国体制过程中，通过总结我国传统举国体制的经验教训，以及借鉴世界其他国家举国体制的经验，我们要正确处理新型举国体制构建过程中的若干重大关系，以最少的代价，争取最大的成就。

（一）政府与市场的关系

新型举国体制首先涉及政府与市场的关系问题。习近平总书记曾指出："市场起决定性作用，是从总体上讲的，不能盲目绝对讲市场起决定性作用，而是既要使市场在配置资源中起决定性作用，又要更好发挥政府作用。有的领域如国防建设，就是政府起决定性作用。一些带有战略性的能源资源，政府要牢牢掌控，但可以通过市场机制去做。"[①] 新型举国体制所涉及的都是关键核心技术领域，事关国家战略和经济社会重大需求，事关我国产业技术体系的国际竞争力和国家安全，是要不来、买不来、讨不来的，靠市场的自发力量是难以实现的。要在尽可能短的时期内，根本改变关键核心技术长期受制于人、经常被"卡脖子"的局面，政府就要发挥决定性作用，集合方方面面的精锐力量，作出战略性组织安排。但同时，在某些环节，政府可以引入市场机制，充分调动各方面的积极性。

（二）中央与地方的关系

要实现关键核心技术攻关，调动方方面面力量，回避不了中央与地方关系。中央政府的顶层设计和组织推动，替代不了地方政府的有效保障。

---

① 中共中央文献研究室：《习近平关于社会主义经济建设论述摘编》，中央文献出版社2017年版，第57—58页。

例如，诸多产学研各单位，离不开人才的支撑，而人才的引入涉及户籍、住房、医疗、就业、教育等诸多方面，都需要地方政府的有力配合与全面保障。此外，重大战略产品、关键共性技术和重大工程要实现打通"最后一公里"，拆除阻碍产业化的"篱笆墙"，也都离不开地方政府的支持。因此，新型举国体制的构建离不开中央与地方关系的正确处理。

（三）国家、企业、个人的关系

新型举国体制的顺利实施，当然离不开参与人员强烈的责任感和使命感，离不开他们的无私奉献和担当精神。但是，在社会主义市场经济条件下，必须要充分考虑到参与主体的利益分配问题。在保证如期完成国家战略目标的前提下，适当引入市场机制，实行按劳分配和按要素分配相结合的方式，可以更好体现参与主体的贡献程度，激发他们的积极性、创造性。因此，实行新型举国体制，要努力实现国家有回报、企业有利润、个人有收入。

（四）党的领导同国家治理体系、治理能力现代化关系

中国特色社会主义最本质的特征是中国共产党领导，中国特色社会主义制度的最大优势是中国共产党领导。作为一项制度安排，新型举国体制的构建与完善是全面深化改革的重要目标，也是国家治理体系、治理能力现代化的重要内容。因此，新型举国体制的构建，必须内嵌于治理体系和治理能力现代化的总体布局之中。新型举国体制的运作将会更多地依靠制度的力量，而不是单纯依靠党和政府组织动员和群众运动，更多体现的是制度化的规范力量。

四、反对几种错误倾向

新型举国体制是在社会主义市场经济条件下，在全面深化改革过程中构建和逐步完善的。在新的时代条件下和现实国情基础上，我们应该坚持解放思想、实事求是、与时俱进、求真务实的态度，坚决反对以下

几种错误倾向。

（一）新型举国体制不应被过分强化和放大

"构建社会主义市场经济条件下关键核心技术攻关新型举国体制"，有其特定的时代背景和目标追求。它是党中央在胸怀世界百年未有之大变局和中华民族伟大复兴战略全局的时代背景下提出的。在百年未有之大变局的格局中，全球新一轮科技革命和产业变革孕育兴起，作为一个世界大国，如何抢占科技竞争和未来发展的制高点，下好先手棋，事关我国未来第三步战略目标能否如期实现。在中华民族伟大复兴战略全局中，我们必须把科技自立自强作为国家发展的战略支撑，抓紧补短板、加紧完善高新技术产业链，加快解决关键核心技术受制于人的"卡脖子"问题。为此，我们党和政府秉持科技创新和体制机制创新的"双轮驱动"，一方面，广泛号召大众创业、万众创新，充分调动起亿万群众在创业、创造方面的积极性，另一方面，在全面深化改革的大潮中，党中央把政府引导与市场机制有机结合，发挥集中力量办大事的制度优势，统筹配置各类创新资源，努力探索和完善新型举国体制，走出一条关键核心技术攻关的崭新道路。

正因为兹事体大，所以新型举国体制行之用之，要慎之又慎。我们首先要把握住"构建社会主义市场经济条件下关键核心技术攻关新型举国体制"的准确内涵。这一完整表述有两个限定词：一是社会主义市场经济，二是关键核心技术攻关。前者界定了新型举国体制得以存在、运行的基本环境，后者界定了新型举国体制发挥作用的特定领域。这就告诉我们，新型举国体制有其特定的运用范围，绝不是党中央、国务院任何重大决策、重大部署、重大行动都可简单套用新型举国体制，同样，也不是所有的领域都一无例外地适用新型举国体制。从党和国家文献的文字表述来看，新型举国体制运用重点指向科技领域，焦点指向关键核心技术。只有准确把握新型举国体制的内涵与外延，我们讨论新型举国体制才能聚焦，才有实际意义。这是我们需要特别注意的地方。

（二）新型举国体制的做法不能简单定于一尊

新型举国体制作为一种制度安排，它自身不是目的，而是我们国家实现重大科技任务的重要手段和优化科技资源配置的重要方式。因此，只要有利于目标任务达成的方式、方法都可以去探索，而且不同地区、不同行业、不同的文化传统，会使新型举国体制的具体做法和表现形式有所不同，这是难免的，也是很正常的。有的地方可以采取"揭榜挂帅"等方式，谁能干就让谁干，而有的领域，更以采取课题资助的方式，不一而足。新型举国体制的不同实施路径可以被参考、被借鉴，但不能被简单的模式化，更不能简单移植，照抄照搬。需要结合不同领域、不同产业的自身实际，去努力探索适合自己的路径方式。

（三）新型举国体制的评价不能被神化或矮化

新型举国体制作为一项制度，是我国治理体系和治理能力现代化的重要组成部分，内嵌于社会主义制度体系内。它与坚持党的领导、坚持人民代表大会制度等根本制度、坚持社会主义市场经济体制等基本制度，以及坚持其他一系列重要制度，共同构成了我国的制度体系。因此，新型举国体制要与其他制度发生联系、相互影响，发生耦合效应。在科技创新的过程中，国家工程（技术）研究中心、国家制造业创新中心、国家重点实验室、国家产业技术创新联盟等各类创新平台，承担国家重大科技项目，是新型举国体制的具体实践者，他们要把集中力量办大事的制度优势、超大规模的市场优势同市场机制和自身主体作用结合起来，把各种优势发挥好、运用好，自身也需要一定的时间、空间。因此，对新型举国体制的评价决不能急功近利，更不能走极端，要么神化，认为它无往而不能，要么矮化，认为它浪费国帑，得不偿失。这两种极端的错误倾向，我们要坚决反对。

（石建国，中央党史和文献研究院第三研究部研究员）

大使期待：为形成燎原之势不懈工作^①

▼

我退休前一直从事外交工作，退休后也积极参与到对外传播好中国声音、讲好中国故事的事业之中。我谨就我在工作实践中对海外状况的了解，对"习近平新时代中国特色社会主义思想对外宣介和海外当代中国研究"这一命题，谈一些个人的认识和体会。

首先我认为，国内学界需要对海外关于习近平新时代中国特色社会主义思想研究的状况作出客观准确的判断。根据我个人的认识，目前海外对习近平新时代中国特色社会主义思想的研究还处在"星星之火"阶段。表现在包括上海合作组织、金砖国家组织在内的政策研究机构中有对"习近平新时代中国特色社会主义思想"的研究；在"一带一路"倡议沿线的大部分国家存在官方对"习近平新时代中国特色社会主义思想"的研究；而在非洲国家、南美国家的官方缺乏相关的研究。相对于发展比较完善的当代中国研究，欧美国家官方不存在系统的研究，部分智库研究也存在着许多误读误解，产生的负面影响较强。在全球的媒体上，鲜有介绍"习近平新时代中国特色社会主义思想"的声音。

但是，全球范围内也有着一些客观、真诚、友好的外国学者，他们坚持着将这点"星星之火"点亮并传播出去。譬如，大家都很熟悉的罗伯特·库恩（Robert Lawrence Kuhn），他对习近平新时代中国特色社会主义思想的解读和评价很有深度，也产生了积极的国际影响。再比如英国的马丁·雅克（Martin Jack）教授，他经常出现在各国的媒体上，为

---

① 本文根据中国驻冰岛前大使王荣华同志在中央党史和文献研究院对外合作交流局与山东师范大学联合召开的第四届海外当代中国研究圆桌会议上的发言整理。

中国的理论、道路、制度、文化仗义执言。还有我很熟悉的一位学者，现任职于中央民族大学的马克·莱文（Mark Levin）教授，他十分认同我国的民族政策，坚定地驳斥关于我国有种族歧视的谬论。还有一位希腊学者约尔戈·伊佐戈波拉斯（Jorge Izogopoulas），他分析并肯定了中国在希腊的投资对希腊的发展作用，对中国作出了积极的评价。还有很多这样的人和声音，这些"星星之火"是非常值得我们珍惜、尊重的，也是我们将来在国际上形成宣介习近平新时代中国特色社会主义思想、传播好中国声音、讲好中国故事的"燎原之势"可依靠的力量。

在发现、了解外部的"星星之火"的基础上，我们还是要做好自己的工作，为形成海外广泛认知、认可中国的理论、道路、制度的"燎原之势"贡献力量。现仅仅结合我自身做的一点工作谈谈体会。我认为自己也是一颗小小的火种，一直在发出微弱的亮光。我的做法是既洒"毛毛细雨"，也要电闪雷鸣。

洒"毛毛细雨"方面，我设立了英文网站，向世界推广中国优秀的传统文化。我认为，通过这样的方式，能够对我国作出一些具体性的、细节性的描述，产生"润物无声"的效果。我创立的网站逐年向国外宣介我国各种文学奖获奖作品；推广各种文学活动，譬如在四川遂宁举办的"国际诗歌周"上，万人齐诵陈子昂的《登幽州台》；我还刚刚主持出版了英文的《2019年的中国文学》等。各国的读者会意识到，中国办有这么多的文学期刊、这么广泛的群众参与，这在其他国家是很难做到的。我认为，我们的优势在细节里，应该多下一些"毛毛细雨"，包括用英文创作一些中国话题的话剧、音乐、网络文学，特别是这次抗疫中无数感人的事件和人物等等。

在"电闪雷鸣"方面，我做得可能还不够，但也有一些行动。2019年第一期《经济学人》杂志登载了污蔑中国对外政策的文章，充斥着"中国靠修路购买势力范围"等偏见。我就给其编辑部写了一封信，对他们的一些提法进行了驳斥；针对西方媒体肆意的攻击，我用英文写了《二老侃老美》，借用两位退休老人的口对西方的污蔑进行了驳斥和批判。我认为，在对待这种攻击污蔑方面，我们的媒体、学者要展现出一些"电闪雷鸣"的攻势，譬如分析西方对中国攻击污蔑的险恶用心，揭批背后根深蒂固的冷战思维等。

总之，我们的对外宣介工作一方面要"毛毛细雨"，另一方面要"电闪雷鸣"，长期坚持，久久为功，就可以让"星星之火"成燎原之势。为形成"燎原之势"而不懈地工作，是我们这一代人义不容辞的责任。在当今世界面临的百年不遇大变局之下，构建人类命运共同体的思想，关于新时代中国特色社会主义思想必将大放光彩。

（王荣华，中国驻冰岛前大使、对外经贸大学
语言文化学院特聘教授）